疾美學

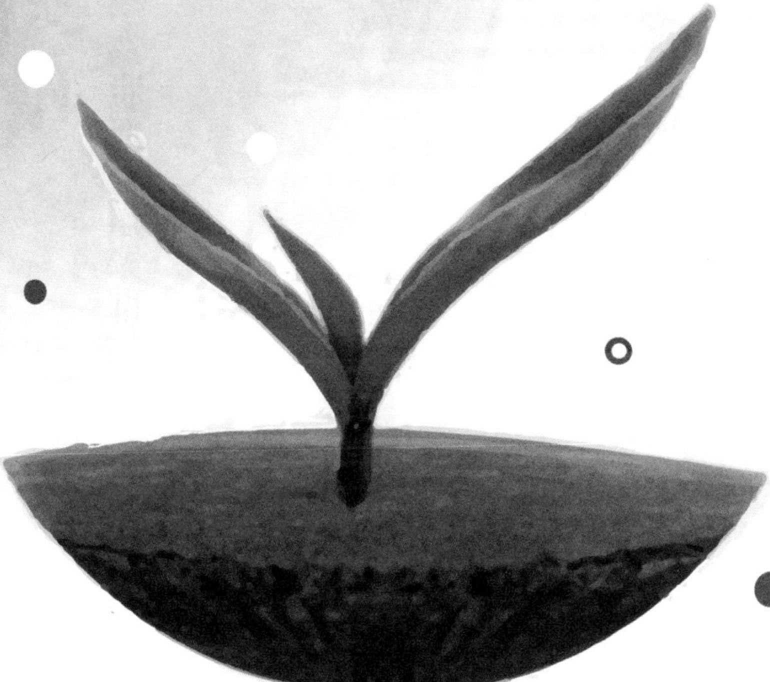

緩緩
(Amy)
著

推薦序

緩緩的疾美學為肌無力俱樂部增光

新光吳火獅紀念醫院院務顧問　邱浩彰

緩緩（Amy）是一才女，一年多的同學經驗（肌無力病友以「同學」相稱，大家一起在這所ＭＧ學校學習），以《疾美學》一書將自己患上重症肌無力的心路歷程與大家分享，她很謙虛的告訴大家，她是書寫療癒，啜飲光陰藥酒，喚醒禪修魂；通過疾病的考驗，疾病反而為她帶來內心的安詳喜樂與寧靜，是患病前從未想像過的體驗。藉由她的分享，企盼每個人都能對疾病的考驗有嶄新不同的面向與視野，進而與疾病共舞。

新光醫院肌無力俱樂部，二〇一七年剛好成立滿二十五週年，長期與各國醫學中心交流治療心得，俱樂部定期舉辦病患家屬之聯誼活動，包括醫學講座、聯誼座談會、旅遊、疾病衛教等，同時亦定期出版會訊，提供國內外最新的醫學訊息，希望藉由活潑生動的聚會，增進病患家屬及醫療團隊人員的緊密互動，彼此能交換心得，更加了解。在這銀色週年中，我們也與新舊同學學習，同在這塊園地裡，大家也不吝於分享個人心路經驗，彼此攜手合作，而非孤身一人與病魔纏鬥，整個團體因而跟著茁壯進步。一同和疾病共舞，我們也從病人的康復過程獲得寶貴的人生經驗。

緩緩的疾美學，讓這個銀色週年添加不少光環，在她的坦然分享下，也希望同學們將患病的歷程、心得與其他人分享，大家共同來學習。同時我們也祝福緩緩能有新的突破，所有人能更正向積極的與病同行，醫療組織及病友俱樂部更加壯大而成熟，如緩緩所說：生命經過萃煉，結果如珍珠般圓潤璀璨。

推薦序

系統排列的關係療癒之道

畫家／系統排列師／獄政改革倡議者　林文蔚

得知 Amy《疾美學》付梓出版的消息，感動與驚喜之餘，至今對她來參加「系統排列四人幫」工作坊的過程仍記憶猶新。

自罹患肌無力症與胸腺腫瘤以來，Amy 除了奔走醫院接受治療外，也試著參與各種心理取向與靈性課程，進而釐清與反思自己與疾病之間的關係為何？這無疑是段艱辛的過程，然而在 Amy 的勇氣和毅力下，卻成就了無可比擬的心靈冒險，這不僅僅是為了治療與尋解，也是為了找出與疾病和諧共處之道，當然，更是與自己身心靈的深度對話。Amy 的心路歷程不僅豐富了自己的生命，也給了雖未病但有心想認識疾病的人一盞明燈，更鼓舞著正與疾病共存的人們。

由於系統排列工作方式的特殊性，在我國有些人將其視為靈療或能量療法，但我比較常說是「關係療癒之道」，因為系統排列最有力道之處，就在於呈現關係的實相，無論是與人之間，或者與疾病之間，甚至是與自己的身心靈間，關係始終都在，只是經常被忽略。當我們受苦或是迷惘時，系統排列的呈現賜予我們更宏觀的視野，去看見一直未曾發覺，或者急於逃避的是什麼？然後以愛為中心，讓我們與關注的議題可以攜手共進，走向人生的下一段旅程。

當疾病來臨，我們常會怎麼做？是不去看醫生，然後告訴自己沒生病？或是急於尋醫，先求確診以安下那顆忐忑的心？那麼確診之後呢？是欲將疾病去後快，還是天天顧影自憐？或者如時下許多心靈課程所述，從中去思索罹病背後的意義或啟示？然而，若疾病終究無可避免，要陪伴我們一生時，又該如何自處及對待？

系統排列看待疾病的方式，不採對抗，亦非急於擺脫，而是帶著愛，真正的看到疾病的存在，然後在我們心裡留一個位子，當疾病是我們人生的友伴、親人、愛侶，然後在心中告訴彼此……

是的，一切如是……

推薦序

沒有敵者

沒有敵者
讓自己從自心到宇宙
發出最深沉的和諧聲音
是與自心唱合　是與呼吸唱合
是與氣脈唱合　是與身體唱合
於是嗡…嗡…那美麗的合音
就唱向了每一個人的心、每一寸山河大地
就向地、水、火、風、空、心的宇宙和鳴
這是永遠和解的聲音

國際禪學大師　地球禪者
洪啟嵩

二〇〇三年，SARS風暴席捲全球，強烈的衝擊了人類的身體與心靈。

很多人以為，傳染病造成死亡，是由於細菌、病毒本身的毒性所致，但是研究卻指出，這種結果泰半是由於人類的免疫系統反應過度激烈所導致，造成兩敗俱傷的下場。多數醫療機構都判定，過度的免疫反應，是導致SARS患者傷亡慘重的決定性因素。也就是說，生命的恐懼與防衛，造成了兩敗俱傷的結果。

這樣的立論，在一個特別的現象上被證實：一般的觀念中，大多認為兒童的抵抗力比較弱，被感染之後，狀況應該比大人更嚴重，但是在SARS病例的研究中，國際醫界卻不約而同的出現一個特別的現象：幼兒感染SARS病毒後，由於免疫系統尚未完全發育，抵抗力弱，所以症狀反而較不明顯，只出現類似一般感冒的症狀，而且很快就康復了。

書中的主人翁緩緩，所歷經的罕見疾病「肌無力」，正是屬於自體免疫系統疾病，免疫系統散發抗體對抗、攻擊自己肌肉與神經之間接受器，自身免疫系統紊亂所形成。

一九五八年諾貝爾醫學獎得主李德堡說：「人類應該與細菌尋求一種共生的關係，而非希望完全征服它以得到最後的勝利。」面對瞬息萬變的未來，這種觀念的轉變，可說是人類身心昇華轉化的契機。

觀照 SARS 風暴，彷如看到生命面對病毒威脅時的恐懼與防衛，反而加速自身的滅亡。當時我深刻感受到，只有放下敵對的心意，從心、呼吸、氣脈、身體乃至外境完全放鬆，安住於光明，共同攜手，才能邁向生命的圓滿進化之旅！因此寫下了「沒有敵者」，來銘記這段因緣，也以一九八三年深山閉關時所創發的「放鬆禪法」有聲導引，幫助現代人身心深層放鬆、放下、放空，從細胞到心意識，完全放下對立和緊張，達到圓滿的和諧統一。這個方法在九二一大地震、汶川大地震及八八風災中，幫助了無數災民和救災人員走出災後創傷症候群，也成為哈佛醫學研究中心的專案研究，做為人類未來長途太空旅行，安頓身心的重要教學。

看到主人翁緩緩以「放鬆禪法」做為手術後安頓身心及日常修行，受用良多，讓我十分歡喜與感動。我想起十多年前，一位老同修得了惡性卵巢腫瘤，手術切除之後，接著是漫長的化療復建過程。我教她每天修行的功課：

觀想身上的癌細胞都是圓滿的佛陀，化成光明的亮點。她很歡喜的對我說：「老師，我知道！這就是您常說的『沒有敵者』，和自己的心念、呼吸、細胞、身體、外境完全和諧，沒有對立。」當我們每天如此觀想，心中自然不會生起恐懼、怨懟的負面心念來殘害自己，而是安住在光明和諧。而她也比醫生所預期的多活了六個年頭，度化了無數關愛她的親友。

疾病是生命發展過程中，身心對於外在的時空環境不適應，與自身不當狀況的反應所造成。所以疾病的發生，對於每一個人而言，是我們生命長期的進化中，所賦予自身的生命保護層。疾病告訴我們，如何調整與適應現前的生命情境，使我們能透過這種啟示，讓人生得到最適當的發展，與恆久而幸福的人生。

在現代社會中，由心理緊張、壓力所產生的疾病，有日漸走高的趨勢，所以身、心的放鬆方法，變成了現代人身心管理的重要關鍵。而解除壓力的放鬆方法，其實是身心的整體調整；可以從心到呼吸到內分泌、內臟、肌肉、骨骼乃至對外在環境的反應，整合訓練。這樣的整合訓練，不只是對已發生的疾病有輔助醫療的功效，更對長期的身心調整，有極佳的妙用。

具有藝術學背景的作者緩緩，為此書取了一個特別的名字：《疾美學》。她說：「『疾』的發音與吉祥的『吉』發音相同，當病人走過疾病的考驗，疾病能為病人帶來內心的安詳、喜樂與寧靜。」她也為自己許下生命的願景：「自己彷彿成為牡蠣，練習與未預期掉進身體裡的砂質共生，與雪花病共存，邁向了更寬廣的人生道路。傷病美學，苦澀艱難，但經過淬煉，最後竟如珍珠般圓潤璀璨。」

在本書出版的前夕，緩緩到我正在進行藝術創作世紀大佛畫的廠房，瞻禮世界上最大的佛畫：長一百六十六公尺，寬七十二點五公尺。圓山飯店的兩倍高，面積超過一甲田，超越了金氏世界記錄。這幅經過十七年籌備的大佛畫，即將在明年圓滿。緩緩對藝術的覺受特別敏銳，她很難想一個人如何獨力完成這麼巨大的畫作。我站在大佛身上，宛如一隻螞蟻在巨人身上，但是這麼微小的軀體，卻可以憑藉著精誠的願力，完成這樣的巨畫。緩緩問我為什麼畫大佛？

大佛象徵的是生命的徹底和解。佛陀正是一個了悟宇宙實相，沒有自我與自我衝突，沒有自我與他者對立，完全和解的生命，沒有敵者。緩緩點點頭，若有所悟。願大佛福佑，祝福緩緩及所有的ＭＧ人，在罕見的艱難修練之後，讓疾病成為生命莊嚴的桂冠，圓滿、健康、覺悟！

註：SARS，Severe Acute Respiratory Syndrome，嚴重急性呼吸道綜合症，是非典型肺炎的一種。中國大陸簡稱為「非典」。

推薦序

重症肌無力症與台灣肌無力症關懷協會

台灣肌無力症關懷協會第七屆理事長　唐嘉

感謝緩緩（Amy）邀約，向大家介紹台灣肌無力症關懷協會，希望透過這本書，讓大家認識這個疾病以及協會成立的宗旨和目的，幫助更多病友能坦然面對疾病。儘管造成生活不便，彷彿陷入囹圄般的困境，仍能從中發展出新的生活哲學，以此熱愛生命，活在當下。

顧名思義，重症肌無力，是指肌肉的無力與疲乏。對大多數的人而言，重症肌無力是項陌生且難以理解的疾病，只有親身經歷過，才能體會當中的痛苦與無奈。它是一種自體免疫的疾病，目前尚無遺傳基因的醫學報告或個體傳染的病例。但症狀變化多端，如眼皮下垂無法對焦產生複視、眼球外移突出、四肢軟弱無力如同虛脫一般，有些則因感冒，痰咳不出來導致呼吸困難，需要急診插管並依賴呼吸器，更甚者因肌無力症下滑產生呼吸肌群無力之急性呼吸衰竭，嚴重時有生命危險，因此「重症肌無力症」屬於重大疾病之一。

早年大眾對重症肌無力認識不足，專研此症的神經內科醫師更少，往往耽擱病情或誤解為懶惰或中邪，因而延誤致死者大有人在。重症肌無力只可緩解，終身無法痊癒，如不小心調理，患者隨時可能復發。在台灣，目前約有近五千位重症肌無力患者，就醫療環境而言，地區醫院神經內科有能力治療肌無力症的案例也越來越多，其中以台北新光醫院為最多。以邱浩彰醫師、葉建宏醫師、陳威宏醫師為首，帶領的肌無力醫療團隊陣容最堅強，故此為各地區轉介的肌無力症專屬醫院。倘若能及早診斷，經過專精的醫療，並遵循醫囑用藥，情緒不過度起伏，在適當的休養照顧下，病患可緩解到不必吃藥，恢復如常人一樣。

為了擴大關懷其他地區的病友，遂以新光醫院肌無力俱樂部為基礎，另外成立了台灣肌無力症關懷協會，並於民國九十三年七月十一日向內政部登記。協會的宗旨，為提供肌無力患者必要之諮詢與協助，喚起社會大眾及病患家屬對肌無力症之認識，進而結合對肌無力症之醫療及學術研究。本協會有別於一般重大疾病協會，必須是經過醫生認定且持有重大傷病證明的重症肌無力之患者，才可成為本會的基本會員。

本會屬於病友在經患病後獲得舒緩，自立自強，進而關懷其他病友的聯誼互助會。各界善心人士，或有關肌無力症研究的醫護及相關單位也歡迎加入，將列入贊助會員或顧問團。希望肌無力症病友不要自暴自棄，反而要同舟共濟，由弱轉強，不必自認為社會的負擔。至於控制穩定，甚至已經緩解的健康病患，能陪伴初罹此症、正接受治療的病友，給予適當的鼓勵和心理建設，並對家屬在照顧病患的生活起居上，給予妥善的建議，以期有助於病情的控制，並能勇敢面對新的人生。

協會成立至今十三個年頭，過程充滿辛酸也有歡笑，得到社會各界的支持與肯定。希望藉由本書的出刊，讓大家對肌無力症有更深一層的認識與瞭解，在齊心參與下，讓協會的宗旨與理念不斷延續，薪火相傳。您的善款將有助於協會為肌無力症病友提供更多的服務與關懷。想了解更多，歡迎上台灣肌無力症關懷協會官網：http://www.fmg.org.tw/

推薦序

緩緩自癒的奧祕

葉建宏
新光吳火獅紀念醫院教育研究副院長
輔仁大學醫學院教授，副院長

很高興看到緩緩（Amy）在短短的一年中，透過人助自助，快速達到疾病緩解。更興奮的是她透過出書，來分享這段期間身心調整的「自癒」歷程，也期待幫忙更多肌無力（MG）病友走出困境。書中筆觸簡潔洗鍊，「加護病房裡的小猴子，加菲貓與趴趴熊，雪花醫院，中了罕見疾病獎，人蔘靈芝OUT，來自谷底的喜悅，內心養了一隻壓力獸」等等一連串活潑文字，讓全書看下來格外舒暢，會讓人不知不覺忘記書中前段攸關生命的發病災難。

緩緩在前期專業醫療介入下，穩住病情後，再透過大量閱讀與親自實踐、修行，終能達到書中提及的境界：「在疾病與創傷經驗蛻變轉化為完整經驗的審美過程，漫漫的人生歲月，最終成就了一件如珍珠般圓潤璀璨的生命作品」。她的生命故事，無疑是新光MG團隊治療「雪花病」的最佳見證。醫療團隊僅在疾病的初期扮演關鍵的角色，之後長期的病程穩定則需仰賴病人在心情與生活調適，以避免疾病復發與波動。書中提及的飲食、情緒、家人、工作調整，都是病情穩定的重要課題，「正念」的禪修與心理治療（系統排列）更是「自癒」的關鍵修為。

緩緩飽讀科普書籍，大量吸收MG及心靈刊物與多媒體資訊，參考資料多達上百篇（本），堪為「MG生存寶典」。本書除了提供MG病友生病歷程的調適參考外，對於一般人養生更是極佳的學理與生活實踐，值得大家慢慢咀嚼！

自序

光亮入你之處

疾美學，「疾」為形容詞時，有快速、猛烈的意思；然而這裡的「疾」，指稱的是肌無力症這項慢性疾病，述說的是一個緩慢的療癒過程。

這是一個繽紛雪花與璀璨珍珠交織譜成的生命新樂章，記錄二〇一六年三月與重大疾病肌無力症（雪花病）相遇，將這段生命體驗轉化為書寫療癒，除了緩緩訴說MG（肌無力症病患）共同的經歷，也是一個自我陪伴、自我修復、自我認識、自我療癒，等待圓潤珍珠熟成的過程。娜妲莉・高柏（Natalie Goldberg）的《療癒寫作：啟動靈性的書寫秘密》（The True Secret of Writing：Connecting Life with Language）認為，心靈寫作的真正祕訣在於靜坐、慢走，以及書寫。[1]這段書寫療癒的過程，經歷相當長的時間，啜飲光陰釀的藥酒，也喚醒自己的禪修魂，透過坐禪、經行，累積自己在日常生活中的禪定力，與自我產生更深的連結，也透過閱讀身心靈書籍，傾聽病友的心聲及回應，和外界產生連繫。這些過程均需要身心靈一同參與，尋找意義，與當下同在，對世界、對生命開啟；利基於自己的存有、疾病及創傷，轉而開展出更寬廣、更深刻的生命境界。

疾病經常出現在人生歲月裡，時而化身為感冒，輕微不舒服等症狀，彷彿是個調皮的孩子，逗逗你，讓你休息幾天，身體就回到原來健康的狀態。但有時候調皮的孩子也會轉身化為難纏病魔，須使出全身氣力調適，進而全面改變人的樣貌。不管是生理或性格，都將在認識疾病並與之相處的過程獲得未曾有的改變。改變可能有不同的面向，當改變讓人的性格習性轉向調伏自心、面見深邃廣袤心性的過程，在這樣的意義下，「疾」的發音同吉祥的「吉」，當病人走過疾病的考驗，疾病能為病人帶來內心的安詳、喜樂與寧靜，故本書取名為「疾美學」，希望深入觀看疾病帶給人內心安詳喜樂的過程與變化，企盼未來不管是肌無力病友，或遭遇、思索疾病對人之意義的社會大眾，都能透過本書對疾病有不同的面向與視野。

別轉頭，繼續看
看著被包紮起來的地方。那正是
光亮入你之處

魯米〈兒時玩伴〉2

【目錄】

＊推薦序依姓氏筆劃排序

迷霧散去

洗血！美容？

抗體指數千變萬化

切除胸腺！緩解的企盼

眼肌型的悲歌與希望

緩慢型與猛爆型

吞嚥困難與泥巴餐

呼吸無力與插管

ＭＧ人生命現象的擺盪

邁向緩解之路

典型的Ａ型性格：急躁、工作狂

欣賞自己的不完美與專準主義

接受生命的當下

爲什麼是我得到肌無力症？

不堪回首的發病期

疾病提供我們重新安置生命的機會

世界越快，心則慢

疾美學

悲喜劇的人生

第一章：三月雪

眼皮下垂：黑暗中的曙光

二〇一六年三月，生命下起一場雪，飄散未曾見過的晶瑩雪花，三月是個異於以往春寒料峭的時節。三月中下旬開始，出現右眼皮下垂現象，這次身體異常的感覺跟過去很不一樣，疲憊狀況也一直未獲改善，甚至走路就累，有時疲累使身體掌握不準空間距離的感覺，到住處附近的中醫診所就醫推拿、針灸數次，部分徵兆改善，但眼皮下垂的狀況卻一直沒有好轉。飲食方面經常無法吞嚥，頸部則無力而痠軟，講話聲音喑啞，大舌頭，畏寒，也經常在半夜因噩夢驚醒，身體異常，對自己的身體狀況感到很大的困惑，不知如何面對；要看耳鼻喉科嗎？還是整脊呢？

三月二十四日便到海山捷運站做美式整脊，看看能不能有所改善，但整脊完，眼皮下垂的狀況並沒有好轉，從海山捷運站回府中的路上，內心有個聲音告訴我：「在亞東醫院捷運站下車。」心慌意亂地走進亞東醫院，也不知該掛哪一種科別，神情慌張的走向服務台，在眼皮下垂嚴重、已影響面部表情下，我指著我的右眼，問年輕的服務台護理師：「我眼睛這樣，要掛哪一科？」年輕護理師看我張不開的眼睛說：「眼科。」但我直覺不對勁，過去兩個月我經常到眼科檢查，我跟她說：「好像不是眼科！」年輕護理師轉頭詢問資深護理師，資深護理師見狀，跟我說：「你要掛神經內科！」

以往生病只有感冒這樣常見的疾病，極少到中大型醫院就醫，到亞東醫院才驚覺，現在醫院像銀行般經營，客戶（患者）需抽號碼牌等待。到了掛號櫃台，因為我是初診而擁有優待的保留名額，不然目前神經內科滿診，我是掛不到號的。台灣醫療竟然生意繁忙，真是始料未及，我像劉姥姥進大觀園般驚奇。因這週處於發病初期，整體狀況極度不舒服，又得在一點也不熟悉的醫院中尋找樓層及診間。等到了神經內科，還有報到程序，得使用健保卡報到，完全是企業化經營。我一個自行就醫的病人總算完成了報到程序，鬆了一口氣地在診間外的椅子上稍作休息，不一會兒，很快就輪到擁有初診保留名額的我，真是謝謝老天。

到了診間，是個年輕的神經內科醫師，我指著我的右眼說：「我的眼皮下垂都打不開！」他看看右眼，仿若對我的疾病已有數，便開始問診，包括發生多久，然後要我用力張開試試，可右眼眼皮還是下垂，醫師仍舊要我看上、看下、看左、看右，藉此觀察我的右眼。因之前有位朋友 Rosa 是肌無力病患，二月我曾與她見面，當時身體疲倦，左眼到傍晚就變小，這位好朋友早要我多注意健康、多休息，所以我已經聽過這個每十萬分之零點六三機率發生的疾病。[1]

我在醫生問診的過程中，提及我有可能是肌無力症嗎？醫生聽我自己提到疾病名稱，意會到我對這疾病並不陌生，問完診後說：「很可能是肌無力。」當我聽到他的診斷，喉嚨聲調變得謹慎而絕望：「肌無力好像是重大疾病耶！」醫生顯然聽出我的焦慮不安，也許想安慰我吧，很平靜地說：「這個比中風好！」我心想：「醫生，這也能比較喔！」因我和醫生問診過程聲調自然，這段插曲使得醫生和我之間的空氣像是凝結般沉重，連原來沒有注意對話的診間護理師都意識到氣氛異常，而留意起醫生和我，醫師開始開藥，最終給了我淡橘色的大力丸（Mestinon）。

結束問診，我出了診間等候，護理師將批價單、領藥手續，及後續相關要做的檢查等排程一項項告知完畢，我須先至抽血櫃台抽血檢驗抗體，因聽過醫師初步診斷，心情還相當混亂，且得再次尋找樓層及抽血櫃台，自己好像在迷宮中遊走，慌亂找不到出口。待找到抽血櫃台，因抽血量偏多，抽完後，我說頭暈，護理師要我趴在桌上等暈針過後，但我希望躺下來休息，抽血人員便大費周章將我架到旁邊的床躺下休息。望向天花板，平靜思索可能罹患肌無力的事實。靜靜想一陣子後，決定到餐廳吃東西轉換心情，便到了地下樓層的餐廳吃吻仔魚粥。其實我還有喉嚨吞嚥問題，但醫生沒有問我，我也不知嚴重性，因此沒有告知。當總算結束第一次就診，時間已近中午，再回府中捷運路上，一經過板橋媽祖廟時，我感覺已經能接受生了重大疾病的事實，並且向媽祖婆祈請能通過疾病的試煉，讓自己有所改變及成長。

多數人面對人生變故，罹患重大疾病或遭遇各種災難，會出現所謂的五階段，包括：否認（denial）、憤怒（anger）、討價還價（bargaining）、沮喪（depression）、接受（acceptance）。這些階段是臨終關懷之母伊麗莎白・庫伯勒—羅斯（Elisabeth Kubler-Ross）透過與臨終病患相處所指出的心理階段。[2]我在一開始並沒有出現這些階段，是因為我雖知道肌無力是重大疾病，但不知道未來罹病的狀況會如何演變，儘管目前我的身體狀態與過去健康時很不相同，但我不知道該怎麼否定它、憤怒、討價還價，或者沮喪。一個連自己都還不清楚會怎麼變化的病狀，會有這樣的結果，總有相關的原因吧，這也造就我後續去鉅細靡遺思索過去的我如何生活，因而造成目前的結果等問題。

貴人陪伴，隧道中摸索治療的亮光

初步確診讓自己好像有了明確方向，連忙跟之前罹患肌無力的好朋友Rosa聯絡，告訴她醫生的診斷還有開藥，並認真詢問她當時發病的情形，同時探討我的狀況。不過朋友是在發病後兩年半才確診，醫生開給她同樣的藥物，她吃了一個月就丟一旁。但因我剛發病，整個身體極度不舒服，有好好試試醫生開給我的藥，沒想到服藥後過了半小時，我的眼皮下垂狀況逐漸恢復，吃東西吞嚥也變正常，已經困擾我一段時間的飲食問題，竟因吃了藥而解決，覺得神奇之際，這個結果彷彿也承認醫生的判斷：我接受了罹患肌無力的事實。

剛得知肌無力是自體免疫系統疾病，免疫系統產生抗體對抗、攻擊自己肌肉與神經之間接受器，造成自身免疫系統的紊亂，[3]不免讓人有些驚訝，回過頭去思索我是怎麼對待自己的，思索自己免疫系統紊亂的原因，也許是長期沒有留意到身體勞累、精神壓力，免疫系統開始錯亂所造成。震驚的發現這項事實，我很誠心及愧疚的想跟我的身體還有免疫系統道歉，我跪在床邊，雙手禱告懺悔：「我對不起你，我的身體，我的免疫系統。」祈禱未來能跟自己的身體和解。

獨自面對罹患一種未知重大疾病的焦慮惶恐中，上網搜尋這是什麼疾病，得到的資料少之又少，只簡易說明症狀有眼皮下垂、吞嚥困難等，因體力不太行，沒辦法花時間好好做功課，不過這次生病的體驗實在異於過去生病的經驗，十分特殊。剛好朋友小芃假日跟我聯絡，我便說起生病的事，她帶著溫暖來找我，我們約聚餐，期間她發現我吞嚥困難，留心地問是不是生病造成。她是我生病後第一個探望我的朋友，臨走之時還叮嚀：「你的狀況最好要讓家人知道！」我望著她誠懇且督促的眼神，不禁答應了她，後來想了又想，該跟誰說？最後隔日決定跟從事醫療器材工作的二哥說，傳了 line 訊息，二哥來電問我，我說：「我的身體出問題！」他問：「是不是去檢查，報告有問題？」我把週四到亞東醫院就診，還有初步診斷為肌無力的事情如實以告，如我所測，他知道「肌無力」，並說出重症肌無力全名。二哥在醫檢領域，向來以指數科學化數據為判斷標準，當檢測出血液中的抗體指數過標，才接受人罹病的事實。[4]

自從亞東醫院就診，因未知的焦慮，我經常與我的肌無力朋友 Rosa 透過 Skype、Line 聯絡，跟她交換患病心得，過去她曾跟我說她罹患肌無力，沒料到十年後她的好友我也發病，覺得人生的機緣真奇妙，但我走了一條與她不同的道路，也就是我與醫療機構密切合作。過去她發病時，曾在七家眼科就診，並未有人引薦她至神經內科就診，就這樣自行緩解了兩年半才至新光醫院確診。在不知病因、病名下，諮詢醫院該掛哪一科，還有上網查閱生病症狀，中間甚至到過慈濟醫院及台大醫院神經內科都未確診。依據美國的統計，自體免疫疾病患者在獲得確切診斷之前，平均看過六個醫師，甚至在這些自體免疫疾病的案例中，有一半的女性經過數年，才得以確診及接受治療。[5]就這樣，即使在發病兩年半後確診，醫生開立處方藥物，她嘗試一個月後就回到自行緩解的道路。而對一個初發病的病友，她建議我到新光醫院就診，後來知道全台四千多例病患，將近兩千例在新光醫院就醫治療，[6]該醫院有許多位肌無力症專科醫師，堪稱台灣肌無力症專門醫院。

過了週四，三月二十四日亞東醫院初步診斷，經過假日思索及朋友建議，還有身心尚未穩定，抗體除了讓身體虛弱，也讓意識難以專注思考，要賣力工作變得很困難。週一，三月二十八日，三月下午和煦的陽光灑進辦公室，我眼睛的肌肉因抗體變得無法直視光線，畏光現象相當嚴重，幾乎睜不開眼睛。想著應到新光醫院就醫，便依朋友的建議找了新光醫院肌無力治療醫生掛號，想不到週一，三月二十八日，去電詢問已額滿，亦無法給予初診病患保留名額，但週二，三月二十九日可掛現場號，因此週二一早我得去掛號。

迷霧散去

三月二十九日，早上七點多是我到新光醫院就醫的開始，在地下一樓掛完號，櫃台小姐提醒醫師會早到，因此我想說去吃早餐，醫生待會兒就到了吧。吃早餐配豆漿，吞嚥困難顯得更嚴重了，我完全吃不下，即使喝流質的豆漿也嗆到。每到醫院就倍感壓力，也許是因很少出入醫院，對醫院一點也不熟悉，又或許對罹患一種自己不甚清楚的疾病，心中充滿焦慮，沒辦法進食的情況下，早早就結束早餐，直接到診間等候，果然醫生已經到了，還特別提早看診時間。持續觀察才發現，原來掛號已額滿，經常會有病人加掛，葉醫師其實七點多就到診間開始看早到的病人。

輪到我時，一進診間，葉醫師問我：「怎沒填初診病人資料的身高、體重？」我自行就醫就快有困難，疲累讓思考變得很辛苦，哪有心管有沒有填身高、體重這種芝麻綠豆的事呢？我只是淡然回答：「沒帶筆。」這是事實，不過其實剛才心想的才更真實。葉醫師說：「你這文明人！」我想這醫生挺隨和，對話方式很直接，整個走親切風的範兒。我開始訴說上週四，三月二十四日至亞東醫院被初步診斷為肌無力，而朋友要我到提供專門治療肌無力的新光醫院就醫，他笑說：「這是你的貴人！」且一聽肌無力，他整個人活潑起來，開始研究我的面部肌肉，做四肢肌力測試。四肢很明顯無力，趕緊要我把眼睛閉緊，用手機拍下我的睫毛，表示跟一般人不一樣：「一般人睫毛可以閉緊！」但我目前發病狀態，睫毛無法緊閉，這讓我想起，我從二〇一七年二月後每次洗澡，眼睛都會進水，總覺得很奇怪，也許是目前吃大力丸的劑量不夠，眼皮仍處於乏力狀況。

我把發病異樣情形，如二月起左眼會於傍晚變小，右手無名指及小指不能動，三月起右眼眼皮下垂，左手無名指亦變得不能動等現象告知醫師。接著醫師問我：「有沒有吞嚥困難？喝水會嗆到嗎？」我直截了當回答：「會啊！」因為剛剛吃早餐時就發生了。他答道：「你的症狀一直在擴展！」他知道我吃大力丸，便說：「大力丸只治標，要不要加吃類固醇？」這話聽起來，吃藥像是吃一般食物一樣，我一臉狐疑，呈現出新病友的模樣，他看我完全不清楚狀況，便跟我說：「等等有位衛教老師會跟你說明。」至此，結束了新光醫院第一次問診。第一次生病還需要衛教課程，到底生了什麼病，一種我自己都摸不清頭緒的疾病。

過了一會兒，診間護士把批價單、抽血檢查、斷層掃描、肌電圖檢查等資料給了我，要我到不同樓層洽詢處理，之後再回到診間等候區等待衛教老師。再度忙碌地處理完所有領藥、排程及抽血，回到診間等候區，活力十足的衛教老師 apple 陳小姐在九點多出現，帶我到研究診間，給了我一本小冊子，開始衛教說明。其實衛教過程，我聽過就算了，總覺得洗血、手術、臥床跟我一點關係也沒有！倒是小冊子針對肌無力分期有詳細說明。依照分期，我的情形處在中度、廣泛型且活動受限制，伴隨身體的疲憊，讓我能活動的範圍越來越有限。[7] 我問衛教老師：「吞嚥困難、喝水嗆到，這算很嚴重嗎？」她睜大眼睛跟我說：「很嚴重啊！」還問我：「是自己住？還是跟家人住？」後來才曉得，衛教老師可能擔心，如果病情迅速發展，一旦突發性呼吸困難，自己叫救護車有一定難度，最好有伴陪著。

接著又跟我說明：「大力丸跟類固醇，一個治標、一個治本。」什麼是治標？什麼是治本？大力丸治標是讓症狀緩解，類固醇治本是抑制免疫系統。後來來了一位病友，互相介紹後，我成為「新病友」，舊病友說：「醫生開什麼藥給我，我就吃，性命要緊。」原本衛教老師要給我許多資料，我沒什麼力氣拿，如今先拿小冊子回去看看，疑惑地想著要不要吃類固醇，就在這樣的懸念中，結束了新光醫院第一次就診。剛出新光醫院的門口，二哥來電問我就醫情形，我說有衛教說明，並拿到台灣肌無力關懷協會用藥須知卡及協會相關訊息。醫院基本上以認定我就是肌無力病患了。二哥說：「抗體指數還沒出來，你的狀況在新光醫院看來應該是肌無力很典型的樣子吧！」

中了罕見疾病獎

亞東醫院檢測抗體超標，與二哥連絡時，二哥的語氣充滿無奈和遺憾，聽到二哥口氣，我反倒安慰他：「我很樂觀面對疾病，也覺得很快確診算是幸運了。」且後他聽到我朋友花了兩年半才確診，而很多病友則在剛發病時期一直看眼科，直到插管危象才確診肌無力。再怎麼說，我眼皮下垂是肌無力最明顯的特徵，幸而讓我很快確診，我自覺已經很幸運了。

抗體指數超標的這個科學數據，像是告訴我中了罕見疾病獎，不過也明確讓這次生病有了治療與康復的方向，我開始回想自己過去身體出現的警訊，而我從未留意。在二〇一六年年底我視力加深，又回眼科配新眼鏡，不過我的視力仍有輕微模糊及對焦困難。回想過去時日，工作的疲憊，有日漸難復原的徵狀，感覺身體的疲勞修復越來越緩慢。這些身體的狀況，在這段期間都被我忽視，沒有認真去傾聽自己身體的聲音，而身體完全臣服於不斷工作的意念。身體不斷去執行意念，而當身體的部分功能不再正常，吞嚥肌、咀嚼肌慢慢不再正常執行功能時，才真正意識到自己身體的反彈，意識到自己身體的存在。然而人整體的存在並不只是意念，實實在在是有一個肉體實存，實存部分功能的異常，導致無法執行意念時，才讓後知後覺的我，有機會體會自己身體整體的存有。

來自小類的救贖：北方國度的回歸

抗體指數超標，讓我認真思考要不要回新光醫院增加類固醇用藥？病友間給類固醇的暱稱是「小類」。在三月下旬，病況無法控制，發病後，身心狀況異於以往反應。整個人的生理、心理、精神狀態好像到了很遙遠的地方，即使過著日常生活，到附近超市購買生活用品等，看著結帳員迅速結帳，並與客戶流利對談，結帳員或是購物商場的客戶都呈現著正常人會有的反應和效率，而我彷若與這個世界隔一層透明的、沒有實質且無法穿透的什麼，是否是整個免疫系統散發抗體所致，感覺自己離過去那熟悉的真實世界好遙遠，遙遠的覺得我生處的世界似假非真，我可以辨認出過去的真實世界模樣，但目前我的身心狀態卻像在一個北方寒冷下雪的國度，陽光很明亮，但空氣很冷冽。這個特殊的生病體驗，也許讓我想回到過去熟悉的真實世界，也因為這個原因，我決定提前回診，又是一早到新光醫院加掛，跟葉醫師說：「亞東醫院檢體超標，想要增加類固醇用藥。」心裡想也許病況會穩定些吧！

醫師見我提前回診，開始計算類固醇跟體重之間的比例，依體重計算每五公斤一顆，醫師測試用藥，先開了低劑量的類固醇。發病後身體總是疲累，連思考都困難，問診期間說到：「很感謝生這個病，好累，但可以休息了。」診間護理師聽到，很驚訝的回頭看我，葉醫師則說：「你很樂觀！」我點點頭，但後來猜想兩位醫護人員應該心想：其實這個病人一點也不清楚這個疾病吧？所以這麼樂觀。的確，事實上也是這樣，因為不清楚，也還沒開始跟肌無力相處，一點也不知道病況未來的發展，也不曉得這個疾病無法根治，是長期慢性疾病。

經過清明假期休息，服用大力丸，眼肌症狀緩解，面部表情沒有異樣，低劑量類固醇也讓面部肌肉、咀嚼肌及吞嚥肌控制下來，這些原先沒有意識到的肌肉，在這次的生病過程中，讓我清楚的意識到它們確確實實存在，也因抗體讓它們罷工，而更感覺它們平常的賣力，我卻是多麼不知珍惜。在使用藥物控制的過程中，有時候早上尚未服用大力丸時，吞嚥困難，飲用早餐的時間遠遠超過以往。飲食用餐因吞嚥肌的緣故，速度緩慢下來，陰錯陽差體會慢活生活。當人緩慢下來，才能體會生活中的細節，而慢慢食用，適應吞嚥肌的困難與吞嚥過程。在飲食的過程中，身心沉澱，過了好多年，我聽見下雨的聲音，雨滴拍打地面的聲音，這些發病帶來的省思體會，一點一滴地烙印在我的生命裡，緩慢生活原來可以這麼美好。

神經內科醫師的宣判：令人驚呆的腫瘤、手術、洗血

依著治療排程，四月七日須回診斷層掃描、單纖維肌電圖及連續電刺激

等檢查。該日我先到放射科斷層掃描，結束後到診間候診，這次回診葉醫師說：「恢復不錯！」假日休息，工作也常請假就醫，加上類固醇抑制我的免疫系統，我跟葉醫師說：「我整個人慢下來，可以反應，不管是面對我急躁的性格或是情緒。」一直期望自己個性沉穩，能夠修正急躁的個性。對我而言，改變習性須要持續不斷的修行，畢竟我荒廢這人生最重要的功課，已經很長的時間了。想不到竟在服用低劑量類固醇的情況下，降緩免疫系統，讓個性跟著平穩了。這是我完全沒想到的結果，再怎麼說也有點哀傷，我是靠藥物得以平穩我的急躁習性。

接下來測試我四肢肌力，正開心自己狀況良好時，問了葉醫師：「藥還要吃多久？何時可以不用吃？」葉醫師面有難色：「這病不會根治……」的確，衛教小冊子有說明，我跟葉醫師說：「回到跟正常人一樣就好了，也許體力差一些。」其實這樣我就滿足了。在亞東醫院的 AchR 抗體指數超標，在新光檢驗更超過亞東醫院的數據，顯示抗體有逐漸升高的趨勢，一般人抗體指數約為零點二，我的抗體指數已經遠遠超過正常數值。我也被告知一早就去拍斷層掃描，現在醫院真的很進步，一早九點拍完，就在一個小時後，葉醫師點開黑白影像的斷層攝影資料，整個人嚴肅起來，盯著螢幕跟我說：

「有腫瘤，你要手術，要洗血，下次要帶家屬過來。」手術、洗血、家屬，三個關鍵字讓我從天堂掉到地獄，我不是才狀況良好嗎？從沒想過我需要手術、洗血，還要家屬來聽說明，這聽起來很嚴重，從聽到「手術」開始，我就睜大眼睛望著他，心想：「葉醫師你在說甚麼啊？」原來我落在百分之十至十五的醫學數據內，是肌無力症伴隨胸腺腫瘤。葉醫師說完這三個關鍵字，我簡直驚呆了，不知如何是好。他看我的模樣，喃喃自語說：「再說下去，你會更焦慮，這不是個友善的疾病，等下衛教老師會跟你說明。」當病人已經嚇傻到失去溝通能力，醫生也只能自言自語了吧！另外，為做手術準備，增加類固醇用量，希望身體狀況更穩定。驚呆的我回到候診區，沒多久衛教老師又出現了，又帶我到研究診間：「上次有跟你說明，有腫瘤就需要洗血、手術。」是沒錯，但我從沒想過，「我」需要手術啊，因此整個人顯得驚慌失措的說：「人生規劃趕不上變化！」這時衛教老師還補了一句：「所以有人說，人生要及時行樂！」在這個時刻說這樣的人生觀，說跳 tone 也不是太跳 tone，而且也符合了那句俗諺：「明天與無常，不知哪一個先來！」

為了避免我對未知治療的焦慮，衛教老師跟八樓洗血中心聯絡，看是否有病友正在洗血，可以實際參觀了解一下。我心想，的確應該去看看實際情形，減低對未知治療的恐懼。只見病友正在洗血，看見治療的畫面，卻無法從觀看中了解真正的感受，只能到真正洗血的時候才知道。這樣看來，醫療的確也是一種體驗。不過八樓視野景觀良好，意識到未來可能在這裡住院，想想如果病房景觀不錯，也許能度過住院的低潮吧。

回到衛教診間，二哥打來詢問情形，我壓抑恐慌的情緒說：「正在請衛教老師說明胸腺腫瘤手術住院期程。」住院包含洗血及手術將近兩個禮拜的期程，遠超出我的想像，我的人生就只有大學騎機車「犁田」造成鎖骨斷裂，因而到醫院住了三天，實在難以想像自己將有兩星期的住院時間。因事情演變也出乎二哥預期，二哥便與衛教老師對談住院事宜，並決定下週親至門診，聽取葉醫師說明病情及手術相關事宜。在研究診間嘆了口氣，跟衛教老師說：「都要手術了，下午單纖維肌電圖跟連續電刺激反應（神經傳導）還要做檢查嗎？」衛教老師說：「都排程了，還是做一做。」下午就在電擊跟針刺的過程中，結束了一日的驚慌，也在二〇一六年四月七日收到神經內科發出的第一張肌無力症重大傷病卡。

身心靈向外連結：各方的支援與協助

收攝身心

須住院的病情演變，讓我開始詢問住院準備的事宜。有位同修曾聊過獨立住院，對我而言就是自行就醫、自行住院的概念，包括如何請看護，準備什麼東西，注意什麼事情等等。當跟同修聯絡時，同修驚訝的不是住院這件事，而是我罹患重大疾病的事實，驚訝之餘開始唸我長期脫離修行團體，沒有好好修行的話，最後重點已經不在住院應該準備什麼了，而是找了其他同修老師協助，給了我一套肝臟放鬆光明導引的 MP3 播放檔，要我現在就開始臨時抱佛腳，在請假準備手術的期間，時時聽修行導引，時時跟著老師聲音的帶領修持，協助我面對疾病的考驗。跟同修聯絡雖然未達到原先的目的，但將修行導入面對疾病跟治療，其實帶來相當好的安神成果，四月十二日我收到播放器後開始認真的按導引修持，不是物質性的做住院準備，而是收攝身心，在身體及精神上充分完成準備。

無國界肌無力臉書同學會

雖然已進入醫療系統治療，但對肌無力疾病仍有非常多疑惑，到底胸腺腫瘤切除、服藥、緩解會是什麼樣的進程？應該怎麼跟肌無力共處？我的症狀和其他人的症狀相同嗎？第一次遇見不熟悉的疾病實在有太多困惑跟不解，心裡其實很慌。衛教老師也提供我肌無力關懷協會的訊息，擔心之餘便找了幾個志工電話播過去。Vivian 接了電話，我直接跟她說：「我是新病友，不知道要問誰？」語氣中滿溢不安和無頭緒，她建議我加入臉書討論區，交換 line 後，她便加我進入「有力－肌無力同學會」臉書社團。臉書社團已有上千人次，來自世界各地的肌無力病患，有小朋友，也有年紀大的，有男有女，有剛發病，像我一樣不知所措的新病友，也有病齡長達三、四十年的緩解病友。

經常是新病友著急提出各式不解的問題，如天氣變化會讓各位無力嗎？情緒會影響病情嗎？眼肌型的症狀為何？開胸腺腫瘤切除手術該怎麼準備？洗血要怎麼準備等，包括我剛加小類（類固醇），病況下滑，資深病友都會一一解答，讓新病友在面對未知疾病的發展，能早一點適應跟了然，也分享用藥常識。肌無力的國外醫療進展，經常是久病成良醫的老病友會回覆新病友的重要話題，這個臉書社團儼然是個大家庭。更感人的，經常是剛發病的新病友正在經歷未曾遇過的病程演變，出現呼吸困難而進了加護病房，家人焦急上臉書瞭解醫療資訊，臉書上同病相憐的病友們，因走過肌無力辛苦的治療過程，皆會一起為正在治療的病友加油集氣，鼓勵病友走過艱辛的療程，一起恢復健康，達到停藥緩解。加入臉書社團，好像跟世界各地無數的肌無力病患做了連結，感覺自己不再孤單，不再只有自己跟好朋友 Rosa 得到這樣的疾病，在地球的每個角落都有人受著同樣的苦楚。

尋求醫界朋友的建議

有胸腺腫瘤須動手術的演變，讓二哥開始詢問相關醫療界的朋友，包括肌無力及胸腺腫瘤要到哪開刀等等訊息，醫界朋友曾一度介紹台大胸腔外科醫師，正在舉棋不定之際，已到下週回診。四月十二日預計一早八點到新光醫院，在二哥車上，我開始交代，手術總有風險，因為疾病來得措手不及，希望我的所有財產、保險都給父母親，二哥聽到這嚴肅話題，起先有點錯愕，覺得這手術應該不至於要談到這話題，但最後仍嚴肅的答：「我知道了！」並請我確認保險受益人是父母親。

八點到達神經內科葉醫生診間，不知是否因換季變化，一早已有許多上了年紀的病患候診。等到我時，與二哥到診間，葉醫師說明我有腫瘤須要手術，腫瘤目前看起來包覆完整，目前我服用類固醇使身體狀況較穩定，適合手術。手術前，洗血降低抗體，也能減少待在加護病房時間，盡早轉回普通病房，另外，新光醫院神經內科與胸腔外科有整合門診等等事項。二哥便把我手術尚未決定在哪間醫院及哪一位胸腔外科醫師的想法如實告知，進一步也希望尋求第二意見，[8] 最後二哥跟葉醫師說：「希望回去評估看看。」

二哥因為身在醫療相關領域，先前便積極與醫界朋友聯絡，大致已了解肌無力症在西醫方面的醫療處置方式，甚至於中醫師朋友也建議以西醫治療為主，如果眼皮下垂症狀沒有改善，可以中醫針灸輔助。目前肌無力症在西醫治療有一定程序及療效，臉書同學會上許多同學的實證經驗，反應中醫藥物治療可能造成肌無力症狀病況下滑。基於許多同學的親身體驗，大多鼓勵病友積極尋求西醫治療，以免延誤病情。

回程在新光醫院等電梯時，二哥笑說：「還好現在腫瘤可以用內視鏡處理，如果長得太大，你就要鋸開整個胸骨，是件大工程。」說完這些，他忙著去檢驗科跟朋友打招呼，會合後跟我說：「原來新光醫院肌無力病患太多，連抗體檢驗都是醫院自己做，並不像其他醫院罕見疾病少見的抗體是送到相關的檢驗中心，這樣也縮短確診的時間。」

出了醫院在二哥車上，仍在討論應該在哪手術，二哥也持續與醫生朋友聯繫接洽，最後傳給我 line 訊息，把醫界朋友的意見讓我知道。台大醫生朋友認為，新光醫院有許多肌無力病患才能促成整合門診，胸腔外科醫生因有太多肌無力病患，肯定很熟悉胸腺腫瘤切除手術。另一位醫生朋友，正巧是葉醫生推薦的新光醫院胸腔外科手術張醫生的學弟，彼此熟識，也推薦由張醫師手術，最終我決定在新光醫院手術。

也趁著四月十六日週末回中部，跟父母親輕描淡寫說明罹患肌無力症，因有腫瘤須手術的事情，聽著廚房後院稻田秧苗風吹動的沙沙聲，父母親在平靜中瞭解到自己兒女罹患了一種他們未曾聽過的疾病。這兩天，他們避開我，私下問了二哥，我的情形是漸凍人嗎？原來漸凍人冰桶傳愛廣告媒體效益很優，連七十歲的老父母親都曉得呢！慢慢地，父母親也從二哥口中瞭解兩者不同，而我有緩解的可能。

後續在臉書社團發現，有許多神經方面的罕見疾病，如漸凍人，起初發病有可能被診斷為肌無力，但後續會發現肌無力用藥對漸凍人沒有效果。曾經看過一個相關訊息，病患就醫後等待醫師宣布診斷，當醫師宣布為肌無力時，家屬歡聲雷動，因為診斷為漸凍人，則幾乎宣布患者將逐步走向死亡。肌無力運用藥物、手術、洗血治療是有緩解可能的。我想這也是起初為我確診肌無力症的亞東醫院醫師想鼓舞我的吧！在還沒有生病之前，我從來沒想過要就診神經內科，並持續在神經內科就醫，也看到許多年紀大的病患有中風、帕金森氏症、失智症、多發性肌炎、多發性硬化症，或是神經方面的遺傳疾病等等，顯見神經方面的疾病展現出多重的差異。

安排胸腺手術前行

四月二十日我至新光醫院胸腔外科第一次就診，神經內科葉醫師請託，安排手術日期及住胸腔外科病床都一併告知，張醫師查看手術排程預約在五月三日，洗血須前一週進行，便預約住院日期為四月二十五日。張醫師也明白告知：「肌無力是慢性疾病，胸腺腫瘤切除，不見得肌無力症狀立刻緩解，但有百分之五十的病患將會獲得改善。」胸腺是乙醯膽鹼抗體製造工廠，成年人胸腺會逐漸萎縮，但肌無力病患胸腺不但沒有萎縮，反而會有增生、腫大等現象，百分之十至十五會有胸腺腫瘤，我就是肌無力症伴隨胸腺腫瘤，發病就屬於全身型病人。

協會資深志工 Vivian 經常在臉書回答病友相關問題，依據邱醫師及葉醫師網路醫學數據指出：「胸腺腫瘤切除，三分之一病患肌無力症改善良好、三分之一病患手術前與手術後病況持平，三分之一病患手術後肌無力症反而更嚴重。」或是「開刀後三年仍會有不穩定的起伏期，是否會邁向緩解因人而異，醫學數據是百分之二十可不用服藥長期緩解，百分之六十需長期靠藥物，但仍可過正常人生活，可做一般性的工作，無法過度勞累，而另外百分之二十有可能仍不穩定。開刀是長期性改善，醫學數據平均約為第一年改善百分之二十五，第二年約百分之五十以此類推。」後續也聽到病友胸腺腫瘤切除後，因相關因素仍須洗血及長期服藥，顯然肌無力症並不是切除胸腺腫瘤就能治癒這樣簡單。

四月七日為讓身體狀況更穩定準備手術，神經內科葉醫師將增加類固醇用藥，增加小顆，病況會下滑二至四週，慢慢地才會回穩。三月三十一日起剛開始服用類固醇，只感覺整個人情緒反應慢了下來，並沒有病況下滑的感覺，但在四月七日增加小顆劑量，便感覺全身不舒服，整個人猶如籠罩憂鬱，有時早上起來，原來手腳有力的狀況，變得虛弱乏力，看了臉書病友的分享，睡前加服一顆大力丸，早上醒來才有力氣下床活動。到了四月二十日到胸腔外科就診，回到居住的地方，慢慢感受到體力越來越有限，身體四肢越來越虛弱，自己好像逐步在癱瘓中。

不過在服用依照醫囑開的藥方，準時服用，包括大力丸、類固醇，與剛發病比較起來，剛發病時，感覺自己整個身體狀況跟這個世界好遙遠，藥物控制讓自己恍若從一個很遠的地方回到自己身處的世界。因為藥物，在藥效發揮的時候，飲食吞嚥咀嚼都變得正常，偶有大舌頭現象，四肢無力，體力有限，但感覺身心狀況逐漸受到控制。已經回診預約住院，每日也聽導引修持，不管是身或心都在準備住院手術的目標中，這個目標對我來說，也許有一定難度，雖然執刀的不是我，是醫師，我只是躺在手術台上的人，但對我來說，也是人生大事。當事前有一段時間做足準備，心情便更平穩的接受將要發生的，所謂手術這件事。

陪伴我住院的天使

四月二十二日下午四點多，醫院來電通知，四月二十五日下午一點報到住院，長達兩週的住院該找誰陪伴，面對一個未知的疾病，一場沒有經歷過的治療，難免擔心、受怕，不知跟誰傾訴，而我吐露心聲的對象是我肌無力朋友Rosa。也許在我自己都不清楚這個疾病的演變歷程，尚未安頓自心，也不知怎麼跟家人說明我的擔憂，家人的陪伴亦會造成我的壓力之下，我心中的害怕與恐慌都是與這位肌無力朋友傾吐，並請求她能陪伴我住院時光。不過這個決定也讓未來與家人之間有了認知上的落差。其實打從一開始自行就醫，門診的葉醫師便一直提醒要請家人一起來理解我的病情。家人的瞭解，未來病人才有家人的支持與後盾，但自覺已經成年，很多事情還是靠自己面對才是。因此如果好友無法陪伴我住院，我已經做好將請看護的抉擇，而非家人全程陪伴，至於好友陪伴也將支付她看護的費用。

好友生病後，家人的支持讓她緩慢進入緩解，她獨自面對了肌無力症發病和緩解的過程。當我請求她時，她深深理解走過肌無力症病痛的苦楚，並與家人溝通協調，最終獲得她及她家人的同意，並將假日的家教課程延後，放下工作，特地從屏東上台北，好能陪伴我度過長達兩個禮拜的住院療程。

四月二十五日週一，我準備好簡單的行囊，與朋友一起到了新光醫院，搭電梯到了六A胸腔外科住院護理站報到。六樓報到後，護理師請我到一樓住院櫃台辦理手續，在我手上戴了能洗澡碰水的掃描手環，上頭有我的姓名等相關訊息，回到六樓，我的雙人病房靠窗擁有看得到山巒的空曠景色，不過因靠近護理站，一開始詢問護理師是否可以換到比較安靜的病房，護理師說：「不行！」後來發現在悶悶的住院期間，有時觀察繁忙的護理站也是一件有趣的事情。

接著，護理師進來給了我一套病人服裝，並湧進一群亞東醫院的實習護理師，搶著要為我介紹住院事宜，幫我介紹住院環境等等，隨即實習護理師來詢問我相關病史，包括吃藥是不是會過敏、有沒有開刀手術過、過去用藥醫療細節等等，有了初步訊息，之後值班護理師又再次更詳細與我確認。

護理師詢問完後，又來了個子嬌小、戴著口罩的神經內科住院醫師，詢問我肌無力的發病經過。詳細的諮詢過後，到了五、六點，正準備吃醫院為病人準備的晚餐時，我的神經內科陳主治醫師笑容可掬來和我打招呼，而非門診的葉醫師。因住院醫師每個月輪值，這個月是陳醫師，發現我正要用膳，且我尚未換上病人服裝，還穿著自備的運動服，稍稍跟我說：「罹患肌無力症，醫療進程為洗血、手術及服藥，明日開始洗血，隔天洗，三次療程到週六。」並問我：「為什麼住院？」住院這件事似乎讓我有點低迷，我只輕描淡寫指指胸口說：「要把那個（胸腺腫瘤）拿掉。」就在陳醫師溫和微笑中，結束第一天的探視。四月二十五日週一，到了晚上八點多，總算賴到我自發想洗澡了，當真正換上病人服，門診葉醫師也來探視我。不過沒見到我，倒見到我的朋友 Rosa 並與她聊了一下，才知道葉醫師對於我是朋友陪伴，而不是家人陪伴，覺得有些異常，但發現朋友竟也是肌無力病患。

洗血！美容？

有些愛美人士以洗血來美容，肌無力病患洗血的主要目的則是要清除血液裡的抗體。好吧！雖然連帶也有美容的效益，洗血就是血漿分離術，過去所謂的血漿置換術就是換血，是用別人的血液與自己的血液做交換，須輸入他人的血液，會有感染或過敏的風險。雙重血漿過濾分離術，是用病患自己的血液過濾，相對好的、壞的抗體都會過濾掉，要適時補充蛋白質。洗血是一種救急的醫療處置，對於吞嚥及呼吸困難有快速的療效，但病患仍舊要持續服藥讓病情穩定。[9]

洗血須建立血管通路，我的血管很細，洗血護理師察看後選擇裝置頸針，有些則選擇在鼠蹊部建立血管通路。洗血相對靜脈注射免疫球蛋白（IVIG）來說，是較辛苦的醫療處置。國內大多以洗血作為醫療處置，重大疾病病患也有健保給付，但國外則較常以靜脈注射免疫球蛋白為醫療處置。注射免疫球蛋白依體重計費，體重一公斤須二克免疫球蛋白，一克免疫球蛋白在兩千元上下，一次費用高達十至三十萬，國內健保局無給付，須自費，是一項昂貴的短期治療。免疫球蛋白醫療成效與血漿分離術相當，但副作用少，使用上較方便，無須建立血管通路，療程也不是很長，大約五天左右，緩慢注射靜脈，跟打點滴一樣。[10]病患如果投保醫療相關保險有給付，也可考慮施打，有些病患則是洗血多次，但治療成效不彰，而必須使用注射免疫球蛋白醫療處置。

四月二十六日開始都是緊湊的行程，每天都要早晚量血壓跟血糖，一早量過血壓、血糖後，立刻就有專門負責裝置針頭的護理師在我左手裝針頭以利後續吊點滴，並開始施打生理食鹽水。打了一段時間，我的臉有點水腫，住院主治陳醫師一早也到病房，並交代住院醫師胸腔外科張醫師需要的電腦斷層掃描要加入排程，住院醫師安排中午要裝置洗血用頸針。就在午餐送來，我正要吃飯時，隔壁病床美容院的阿姨正巧在上午出院，神經內科住院醫師跟洗血護理師，以及幾位護理師推著整車儀器啪答啪答地到我病床邊，還有整群要觀摩裝置頸針的實習護理師通通蜂湧進病房，陣仗之大令我嚇到，當下慶幸還好是頸部，而非其他器官！

陪伴我近一週的兔耳朵

沒裝過頸針並不清楚狀況，嬌小的神經內科住院醫師用無菌紙隔離我的臉，接著用超音波尋找我的靜脈，找到後，開始施打麻藥。期間，洗血護理師、衛教師貼心握住我的雙手，不僅給予支持，在將雙腔靜脈軟管放置靜脈的過程，俗稱埋管，也希望我將力量轉移到雙手，放鬆頸部肌肉以利軟管順利穿置靜脈內。在軟管放置靜脈內時，麻藥藥效好像還沒有完全，有些穿刺的痛苦，我的雙腳忍不住開始扭動，護理師看我不舒服，要我放鬆，把一聽到放鬆指令，我平日進行的放鬆修持，立馬用上，不僅頸部肌肉放鬆，神經內科住院醫師很快速的完成軟管放置，握著我雙手的護理師也發現我雙手都呈現放鬆狀態。在住院醫師縫了兩針固定針管後，防塵包裝起頸針，完成了病友口中的「天線寶寶」或是「兔耳朵」，並用線圈固定起頸針。

整個過程辛苦程度超乎我的預期，完成頸針裝置後，一回頭才想起，我還沒吃午餐呢！所有人員完成工作後全數退出，我便在裝完頸針滿頭大汗的情況下，想把午餐解決，因為接下來兩點鐘便是緊湊的第一次洗血了，真是繁忙的住院行程。裝置完頸針突然感覺全身力氣用盡，醫院的餐點咀嚼起來，讓剛打麻藥的口腔、頸部相當難受，之後的餐點只好全數以稀飯、流質飲食替代。裝置頸針，朋友 Rosa 被請離病房，當她回到病房，我坐著小口小口吃著飯，準備趕下一個療程，因為全身忍受扎頸針的痛苦，全身無力，先坐輪椅拍攝X光片確認頸針位置是否正確，第一次洗血也是被推著輪椅到八樓血液中心。

洗血初體驗

到了八樓，洗血護理師李小姐開始準備各項器材及洗血療程，洗血聽起來有點恐怖，其實是將自己的靜脈血液輸出後，透過過濾將抗體排除，再輸回自己血液中。第一次洗血難免緊張，我好奇的想，洗血會有什麼感覺？等洗血護理師說：「已經開始。」其實一點感覺也沒有，上半身稍微感覺到循環，就在自己心電圖「答、答、答」，及一段自動量血壓的聲響中，安安靜靜度過兩個多小時的洗血過程。洗血中，我還是躺在病床上持續聽著放鬆導引，偶而恬靜時，洗血護理師李小姐會說明治療的相關事宜。因為有太多肌無力病患來洗血，大多人希望透過短期的洗血治療，快速達到抗體清除的目的，減輕抗體產生的各種不適，所以她聽過許多人的生命故事，也提醒一些肌無力患者該注意的事項。而我是為了要準備胸腺腫瘤切除手術，減少抗體影響，手術後身體免疫機能較不受抗體影響，身體恢復較佳，得以減少住加護病房的時間，因而接受洗血。

在當天下午順利完成第一次洗血療程，回病房休息以手機瀏覽臉書「有力—肌無力」社團時，嘿嘿！葉醫師穿著西裝外套，內搭活力十足的明亮粉色直條紋紅白勝利風襯衫出現了。葉醫師先說，我有肌無力朋友的陪伴，友誼很是感人，接著唸我，找朋友陪伴住院，應該考慮同為肌無力病友是否體力承受得了，要我早點從肌無力畢業，把這次經驗當成一次生命體驗。話鋒一轉，回來再關心一下，我第一次洗血有什麼感覺，他認為我應該沒什麼問題後，再補充頸針裝置大概是這次整個療程，除了手術外，最超乎預期的部分。最後我無力的提起左手食指指著他，無言以對，因為葉醫師說得都對，那為何不早說呢？

神奇的洗血療效

完成第一次洗血療程，抗體指數似乎降低許多，身體感覺舒服不少，第一次洗血就有不錯的療效。不過乙醯膽鹼抗體聽說是最小，同時也會洗掉白蛋白、自身好的抗體，所以洗血後要多補充蛋白質食物飲品等，也因為這樣，療程安排一天洗血一天休息，讓身體機能恢復。不過有些病友如果抗體過高，安排洗血次數較多，抽血檢驗白蛋白數據過低，也會在洗血過程中，施打白蛋白劑，讓身體機能較快恢復。[11]頸針裝置後，脖子上的新創傷口讓我變得無法平躺休息，須有一定幅度，以利起身及活動，相對免疫球蛋白注射（IVIG）而言，仍舊是辛苦的治療。

四月二十八日第二次洗血，八樓的血液透析中心來了兩位肌無力的病友，肌無力這個長期慢性疾病讓病患跟醫護人員建立起長期友好的醫護關係。洗血護理師與病友們像是好朋友聊天，我在臉書看過他們發言，感覺很熟悉，照顧我的朋友也是肌無力病患，大家很有默契地溫馨分享怎麼和肌無力相處，怎麼慢慢進入緩解等話題。第二次洗血見到病友很開心，因為走過療程的病友才知道治療的實際感受，有一種相知相惜之感。開心聊天之餘，好像消耗太多體力，上午洗完血，就體力不支，午睡好久，體力才逐漸恢復。第二次洗血，生理期竟然提前了，聽護理人員說吃類固醇生理期會延後，也許是住院治療心理壓力過大，不是延後而是提前了。第二次洗血不像第一次洗血，立刻覺得身上抗體清除掉很多，不過眼睛的視力在第二次洗血後竟不再模糊，這是好幾個月來眼睛第一次清清楚楚的對焦。

第三次洗血排在四月三十日星期六的上午，洗血中，洗血護理師也提醒手術醒來可能的狀況，先讓我有些心理準備。在第二次洗血結束，衛教老師也曾到病房稍微說明。大致是麻藥退了，醒來的時候會在加護病房觀察，身上會有很多管線，手會被綁住，護理師確認病患不會無意識亂抓管子，才會鬆開。嘴裡會有呼吸管，也會有鼻胃管，還有尿管，胸腔引流管等，如果需要找護理人員則要搖鈴。在加護病房會有很多儀器的聲音，因此能休息便抓緊時機盡量休息等等。衛教老師還跟我說：「要爭氣，早點出加護病房，回到普通病房。」這些醫護人員激勵病人的方式都很不一樣，不過都是熱心腸的希望病患早點康復。

當天晚上等住院醫師來拆掉在我身上留置將近一個禮拜的頸針，因為是靜脈血管，住院醫師按壓十五分鐘以上，又請朋友協助用沙包持續按壓半小時以上止血。第一階段洗血療程總算結束，身上沒有留置任何針頭了，星期天大概是兩個療程中最輕鬆的一天，因為裝置頸針後都無法洗頭，已經滿頭油垢，頭髮出油的都能煎蛋了，實在無法忍受，便到樓下的美容部門，徹底的好好除油洗頭，恢復一頭清爽，讓身心靈準備迎接下一個療程手術。

來醫院做治療就要看破!?

第一次洗血的隔天，四月二十七日休息，出現一段小插曲。醫師已安排拍攝注射顯影劑的電腦斷層攝影，住院後開始一連串療程，幾乎每一個療程都須簽署同意書，昨日血漿分離療程，住院醫師拿血漿分離治療同意書，輕描淡寫說：「洗血可能有些併發症，但死亡的比例很小。」便把同意書交給我，由於我意識清楚，每份療程的同意書我都會大致看過才簽署。好不容易經歷過一次洗血療程，卸下壓力的重擔，才剛跟死神擦身而過，接著竟是注射顯影劑同意書，這次沒有醫師陪同，也沒有護理師跟我解釋，正巧 Rosa 的朋友就是因注射顯影劑而離世，因此看了同意書上「顯影劑過敏反應可能造成死亡。」驚覺自己小時候有過敏體質，怎麼每個療程都可能死亡、得簽署同意書？原以為只有手術含風險，如今發現任何療程都有死亡風險。因有疑慮，跟護理師接洽後，護理師打電話給放射科請醫師向我說明，醫師表示不會有問題，但也不否認有風險。

最後到了四月二十七日，因為一直沒有去排程，又不能進食，我並不想注射顯影劑，也不想拍CT電腦斷層，我全身虛弱，等到微笑威爸陳醫師來到病房，笑容滿面解釋：「注射顯影劑才能看清腫瘤跟其他器官組織的關係、是否已經擴散等」，聽起來是必須得做的意思，想當然爾，也要簽署同意書，接受可能會死亡的風險。我指著同意書上這段文字，陳醫師一針見血的說：「來醫院做治療就要看破！」登時頭上佈有烏雲，臉上全是黑線條，我眼神空洞，遠目。天啊，我不是來治療的嗎，在朝向康復的過程，竟無時無刻有死亡風險，還要人看破？

陳醫師像是話已說盡，我又虛弱的提起左手食指指著他，卻啞口無言的沉默了，心想：「陳醫師好樣的！」最後陳醫師說：「醫院用這新的顯影劑，每天兩、三百人在打，沒出過問題。」有他這一句話，又想說非打不可，就這樣孱弱坐著輪椅來到放射科，施打顯影劑的放射科護理師跟醫師看我模樣，表示打顯影劑將可能使肌無力症狀更嚴重，當施打下去，整支左手瞬間因顯影劑而感到變重，人體很奇妙，心臟運輸系統讓顯影劑一下子就到達胸腺腫瘤部位，很快便拍完斷層掃描。拍攝過程令我有點呼吸困難，醫護人員要我稍作休息，攙扶我回輪椅離開。當結束後進食，體力才緩慢恢復。為了讓顯影劑盡早排出體外，當天得不斷喝水，照顧我的 Rosa 都害怕我水中毒啊。

病房裡的點點滴滴

因住院長達十二天，雙人房的室友共換過三組不同人馬。剛住院時，室友是從事美容業的媽媽，好像是來動靜脈曲張手術，其大多由女兒看護，在我住院的隔天就出院了。隔天入住的是一對老夫妻，約六十歲的老太太來洗腎跟手術，這對夫妻喜歡看電視，只要人在病房就會開電視直到晚上九點、十點。手術前一天，老太太毫無壓力般專注地看電視，睡覺都打呼了，顯然手術的事一點也沒有影響到她。我心裡相當佩服，面對手術總有壓力，也不知壓力來自何處。

真摯情感關乎血緣？

到了週日，來了一對九十六歲的老太太及照顧她的印尼外傭。這老太太的家，就住在看得見新光醫院的不遠處，便於老人家來此進行心臟手術。因老太太年紀相當大，期間來了相當多親戚朋友，但留下來看顧她的是印尼外傭。印尼外傭跟老太太兩人雖然經常拌嘴，但看得出有深厚的感情。雙人病房基本上沒有什麼隱私，兩床各自的對話幾乎都可以聽見。印象中最深刻的感人對話，是印傭用過餐後，問老太太生命裡最開心的時刻，老太太想了想，才緩緩道出剛上台北第一次懷孕的喜悅，當下令我覺得病房裡的四個人，儘管沒有血緣的關係，卻有著最真摯的感情。

令人省思的小故事

由肌無力朋友Rosa陪伴我度完住院療程，深覺她真是最適合的人選了。Rosa獨自走過肌無力十年，沒有使用藥物，幾乎無時無刻都和肌無力共處。她有自己的生命境遇，前兩年半一直無法確診，等確認後，也早已習慣肌無力這個會終身陪伴她的朋友。住院期間，她分享了許多與肌無力相處學習的經驗，也告訴我幾個深刻影響她的故事，例如有位聖人，在他兒子的婚禮中，平靜的編織一件白袍。三天後兒子突然過世了，而聖人也完成了白袍，他平靜地為兒子穿上白袍壽衣，平靜地辦理喪禮。顯然，聖人很早就知道兒子在三天後過世，但面對人世的無常變化，聖人一派平靜。[12] 情緒正是肌無力症病情能否控制的主要關鍵，因此如何保持情緒平穩是肌無力病患的重要功課。

其次是佛經翻譯大師安世高的故事。安世高知曉自己過去業報，當業報來臨，他將走入被亂棒打死的地方，等待業報果實熟成。再來，有一位修道人，每次祈禱都說：「請上帝按照您的旨意實現，無須在意我的期望。」最後在最接近死亡的地方，醫院，談到人終將死亡，萬般帶不走，只有業隨身。

這些故事，說明了修行人擁有異於一般人看待生死的方式，也許如佛經所說「正見」，所以他們有能力平靜面對無常人世變化。在臉書上常看到病友說肌無力症是個修行病，這比喻實在相當貼切。Rosa 有自己的修行導師及團體，持續修行也近二十年，這些故事，還有她的生命經驗伴隨我住院的時間，並帶來深刻的省思。

第二章：重頭戲：胸腺腫瘤切除手術

面對死亡：放下一切

到了週一，五月二日，進入第二個療程，胸腺腫瘤切除手術。這也是這次住院最主要的目的。主治醫師是胸腔外科張醫師，一早護理師量完血壓及血糖便為我裝置針頭，因我左手有上一個療程的針頭痕跡，只能另尋適合扎針處，並迅速裝置完成。隔天一早為我安排在第一台刀，週一行程很滿，心電圖檢查前必須到麻醉科做麻醉評估。同樣的，也有死亡風險的麻醉同意書，因為神經內科陳主治醫師先前給我過一記當頭棒喝，「到醫院治療就要看破」，這個箴言讓我迅速完成同意書簽署。現在療程已經進入高潮，像是頭已經洗了一半一樣，終究要將泡沫沖淨，必然要完成這個療程。

決定進行手術前，總覺得會有風險，暗忖是否該寫遺囑，將自身的一些事情做完交代跟安排。越接近手術的時期，突然想通，如果就真的離開，後續的那些事情，其實跟我也沒有關係了，索性就讓自己任性一次吧！而且人也只有一條命、一次任性的機會，機會只有一次，且稍縱即逝。雖然嚮往日本推行的「零死」、「零葬」，意即沒有喪禮及墓地，[1]但如真的走到那一步，決定權其實握在生者手上，而非在死者手上，而死者尚未交代的事，生者會用他們的方式，或協調出最合理的方式處理。就這樣，頓時豁然開朗，想開了也放下了，渾身無比輕鬆，好比過了心裡的關卡。出奇平靜地面對手術，不管自己手術後能否醒來，就算沒有醒，也只是表示我走向另一趟旅程，至於人世間的旅程則與我無關。難怪在《送行者之歌：極樂世界光明指引》[2]中，禪師第一步會對臨終者說：「尊敬的朋友，你的這一生已經圓滿，請放下一切。」是啊，放下世間的一切，相信是面對死亡最基礎的態度。

急著想修行的腫瘤們

快進行手術的時候，我的同修ＱＱ用LINE傳來訊息，教導我好好修行、生病是最好的修行老師，要真心真意的感謝那些病痛。開刀前先和身體細胞講一下，請他們不要害怕，也跟要切除的腫瘤講一下，請他們到老師家修行（指洪啟嵩禪師）。開刀後要安撫細胞，請他們一起跟老師做放鬆導引。心心念念，用在工夫上，用在法上，我傻傻地問：「腫瘤到老師家做什麼？」她說：「到老師家，當然跟著老師修行啊，他們也是生命，請他們不要抓著你不放，到老師那邊更好啊。一旦你排斥他們，他們會更想抓你不放，得告訴他們：你對他們沒有幫助，請他們隨老師修行，才是究竟圓滿之道。對他們、對你都好，雙贏。天天跟自己的細胞溝通，讓自己的心放鬆然後安撫細胞，使其安心。」

有道理，與其跟著我這三腳貓功夫的修行人，腫瘤與細胞們更想隨老師修行吧。開完刀後，張醫師問我胸腔哪裡較疼，我指向胸骨正中胸腺，也就是切除胸腺的位置，表示沒什麼疼痛的感覺。由於手術完，切除的腫瘤胸腺通常會展示給家屬，我便請照顧我的 Rosa 見到切除的腫瘤與胸腺時，跟他們說：「請你們跟隨老師修行。」休養期間，我讀了相當多自我療癒書籍，我的善知識、善友ＱＱ其實很有創造性，在《靈性與細胞療癒》談到與細胞對話。[3]而在《細胞的靈性療癒》裡說：「愛細胞就是愛自己，我們的細胞具有傾聽能力，當我們以感恩與愛護的態度發送訊息，他們也以感激恭敬的方式接受訊息，讓我們的生命更加圓滿。」[4]

手術前的病房關懷

週一這天來了很多組關懷人士，因為明天一早就要進行手術，充滿幹勁的胸外護理師來說明手術注意事項，包括復健及飲食，社工師偕同志工也來進行問候，還有我的父母親及二哥全家人。這四組人馬同一時間全部出現，擠在我病床旁邊。聽完護理師衛教說明、志工溫暖關懷，並與家人提醒相關照護事項，家人也有機會瞭解罕見疾病照護及遇見相關病友，並詢問相關患病事宜。

胸腔外科醫師的囑咐

在家人還陪伴我的時候，胸外張醫師帶著手術同意書來作說明，如同先前麻醉科醫生評估麻藥表示，手術期間須要插管讓兩側肺葉輪流塌陷，以利製造空間施行手術，張醫師簡潔理性的說：「手術以微創進行，之前拍攝顯影劑斷層掃描，沒有擴散到其他組織，兩側胸腔會各開三個洞，將胸腺及腫瘤整個取出。明天第一台刀，手術時間約從九點到十二點。」之後，護理師也在我的兩側胸腔用簽字筆劃出手術開孔位置。另外提醒未來如有手術等醫療處置，要確定治療醫師瞭解肌無力症再進行，否則可能導致肌無力症呼吸困難等危象。台灣肌無力症關懷協會也協助印製標籤及用藥須知卡，供MG人黏貼在健保卡上，可以提醒醫護人員用藥，避免影響肌無力症（神經肌肉交接處）的藥物，包括：抗生素、心臟血管藥物、肌肉鬆弛劑等。[5]

從四月七日拍攝電腦斷層後，雖然腫瘤長大的速度緩慢，但考量腫瘤長大可能侵犯到心臟心包膜、肺臟等組織，家人認為應該盡快將胸腺腫瘤切除。曾聽過行菩薩道資深志工大姐的經歷，當時她檢查出約兩公分的腫瘤，但由於不想開刀，便找了中醫方面養生藥材，希望讓腫瘤縮小，但拖了半年，肌無力症更加嚴重，已到呼吸困難的危象，插管送醫後，因腫瘤已經長大且擴散，只能鋸開胸骨，也就是所謂的開大刀，將擴散到心臟的部份腫瘤切除。鋸開胸骨開大刀手術時間比內視鏡手術時間短，內視鏡輪流讓兩側肺葉塌陷，一邊約須兩小時，整個手術時間在四小時以上，而開大刀手術較好施作，時間反而約在一個半至兩個小時間。

過去一般肌無力症伴隨有胸腺瘤分為ＡＢ型及Ｃ型，ＡＢ型第一期為良性胸腺瘤，二期以上為惡性胸腺瘤，Ｃ型則是從第一期到第四期皆為惡性胸腺癌，[6]胸腺瘤第二、三期以上，除切除手術，也會評估電療醫療處置。[7]世界衛生組織將散發抗體的性質列為惡性，在我國健保局定義為胸腺惡性腫瘤，且歸類為胸腺癌。

最後一組關懷人士是門診的葉醫師，那時晚上八點半多，感覺葉醫師正結束一天的工作，來探望住院病人，葉醫師關心患者洗血後的身體狀況是否有力負荷手術，還有頸針留有紗布有無問題。臆測葉醫師是來為手術加油的，我笑呵呵地握起右拳，對葉醫師喊了一聲「加油」。當天很早就寢，當夜護理站的護理師，特地來巡房好幾次，我睡得不深，總睜開眼睛看是誰來巡房。護理師們應該是擔心，畢竟病人總會害怕手術，要是連夜整理行囊出走可不行！我相信有過這樣的例子，也避免病人臨時有狀況，因而讓護理師在手術前一晚加強巡邏，就怕萬一。週一，五月二日，各項工作都已就緒，就等待明天的重頭戲了。

漫長的手術

隔天一早七點，家人就到病房陪伴我準備手術，護理站派遣人力推著我的病床到二樓手術房。躺在病床上，我的視線只能看到白色天花板，終於要到最後的療程了。神色緊繃，視線一路盯著雪白冰冷的天花板，一路見到病床的天花板、電梯的天花板、走廊的天花板，輾轉來到二樓手術房。手術房的溫度低於一般樓層，是希望透過環境低溫，讓手術台上的病患保持較低體溫，較適宜手術進行。我從病床被換到窄窄的綠色手術床，等候時，手術護理站正在換班，並進行換班訓導，住院這段時間發現醫護人員實在辛苦，如工時長、輪班制等，都讓我心生感佩。這讓我想起陳昕仲醫師在TEDXTaipei「有你關懷，台灣醫療不沉默」演講中，傳達出台灣的廉價醫療，讓醫療環境即將崩壞，患者多對醫生及護理師懷抱體諒：「一句簡單的謝謝，可以拯救一條即將死去的醫心。」

我被推進手術房，醫師在我手上針頭施打針劑，望著天花板有點昏眩，索性閉上眼睛，醫師詢問我：「眼睛怎麼了？」我老實回答：「有點暈」，而在施打藥劑後，我就整個麻醉暈了過去。當醒來時，我還在手術台上，胸腔兩側劇烈疼痛，我虛弱喊著要止痛劑。手術期間的插管已移除，骨子裡充滿禮貌的我，人在手術台還不忘謝謝醫師，雖然口氣虛弱又有點大舌頭，但誠意十足，希望手術台上的道謝，能夠挽回許多條醫心。醒後，臉上的眼鏡已被摘下，上千度的視力其實看的世界很是模糊，不過我辦認出遠處張醫師因長時間手術而略顯疲憊的聲音。張醫師要距離我較近的醫護人員詢問：「問她哪裡痛？是胸腔兩側，還是胸骨中間？」，我回答：「兩側！」接著，張醫師說：「幫她裝鼻胃管。」我趕緊問：「裝鼻胃管會痛嗎？」張醫師坦白說會。我連忙說：「我可以自己吃，不必裝鼻胃管。」就這樣，我被換到加護病房的大床上觀察。手術結束，我還在手術房，張醫師透過與病患家屬會面的窗口，將切除的胸腺及腫瘤展示給父母親及朋友，朋友詢問可以拍照後，拍攝幾張照片給我後續參考，並協助我對胸腺及腫瘤說：「請你們跟隨老師修行」，我想他們已經完成引我好好修行的任務了。出院後，朋友將照片寄給我，看著胸腺及腫瘤，心想那曾是我身體裡的一部分，如今離我而去。頓時心中充滿感謝，也祈請胸腺及腫瘤隨老師修行。

到加護病房已下午兩點，從早上七點送入手術房，手術時間加上前後續作業，整整七個多小時。在加護病房，我身上有胸腔引流管、尿管，胸前有心電圖貼片，食指有血氧濃度監測器，鼻子上有氧氣輸送裝置，隨時偵測我的心跳、血壓、呼吸、血氧飽和度。護理人員二十四小時照護下，因為生理機制都經過處置，尿液會經由導管儲存器具，胸腔的血水也透過引流管儲存一處，加護病房的病人無須下床，因此床成了加護病房病人最賴以為生的空間。加護病房的床被稱為「大床」，並有升降的功能，護理師也會隔一段時間前來為加護病房的病人翻背或變換姿勢，讓臥床的病人較為舒服，減少臥床的痛苦。

手術麻醉期間不知做了什麼醫療處置，右手又多了兩個針頭，其中一個針頭還在動脈上，但不知為何，止痛劑須在左右手臂施打，並非透過左右手留置的針頭施打，施打完得在手臂上用力揉搓，後續幾天便發現手臂上瘀青了。因為胸腔兩側劇烈疼痛，在右手臂打完第一劑止痛劑，身心又回到平常狀態，無有疼痛感。再度注意起加護病房裡的動態，隔壁病床上的老先生持續哀號，過一段時間，遠處傳來老先生此起彼落的痛苦嚎叫，難道加護病房裡只有我意識清醒，可以跟醫護人員正常對話嗎？

先前護理師將大力丸磨粉，讓我食用，張醫師特地來確定我不裝鼻胃管且已服用藥物，才安心離開。身心回到正常狀態，登時感到飢餓，由朋友協助購買安素等營養品，再請護理師讓我飲用。坐在床上，滿足享用營養品，加護病房每個床前都有電腦螢幕監控，護理師跟醫師坐在我的床前，專注討論「肌無力病患不是該吞嚥困難，怎麼她喝安素這麼順呢？」我暗忖：「因為我有服藥啊！」坐在欄杆圍繞的大床上，前有兩位醫護人員研究我的飲食狀態，自己像動物園柵欄內的小猴子一樣好笑，不過我一點也不在乎，因為經過這麼久的時間沒有進食，營養品的滋養實在太滿足我了。奇怪的是，在加護病房還不能戴眼鏡，我的世界是一片模糊，什麼人我都看不清楚，但是竟然能夠聽 MP3，所以我又聽起老師的光明導引。

很快的六小時過後，胸腔兩側的疼痛逐漸回來了，這次換成左手施打止痛劑，不知是否身體對止痛劑漸漸有抗藥性，第二劑藥效持續不到六小時，不到六小時，疼痛感讓人無法忍受，因還不到可施打藥劑的時間，只能不停變換姿勢，調伏自心面對疼痛感，收攝身心，聽光明導引，但心境的起伏難以忍受疼痛。如果這樣的疼痛都無法靜靜面對，那麼到了死亡五大（地水火風空）解散分離的痛苦，想必更難面對。這深刻的痛苦經驗也警惕著我要更下功夫修行，去面對自己的身心，調伏自心。第二劑藥效更快結束，打到第三劑時，又服用了口服止痛劑，這時總算快捱過一晚。加護病房的一天，這裡溫度比一般病房高，有很多聲響，無法好好入睡，甚至於發燒兩次，護理師拿冰枕使我退燒。到了清晨，想著今天起可以回到普通病房而滿懷喜悅和期待。護理師讓我洗完臉後，我便靜待回去普通病房的時間，約早上七點半，視野朦朧的世界中，葉醫師走近我的床邊，辨認出葉醫師，打完招呼我靜默一會兒，葉醫師問：「你的管子咧？」我說：「我手術完就醒了，沒有呼吸管和鼻胃管。」葉醫師說：「一年內，手術完沒有插管的，大概是個位數。」我把在加護病房不好休息的事告訴葉醫師：「我不想待在加護病房，想回到樓上的普通病房。」葉醫師離開前說道：「我到加護病房探視，大部分病人都咬著管子在罵人呢！」想必意識清醒插管肯定很痛苦，不過肌無力病患痲藥退後，肌肉恢復力量的能力與速度遠比一般人慢，若無法自主呼吸，插管是必要的處置。

回到普通病房的吞雲吐霧

到了九點多，醫師們經過評估，我可以回到普通病房。護理師推著加護病房的大床到了六樓，幫我送上普通病房的床上，移動中，胸腔兩側仍舊很疼，護理師便在我手上的針頭施打止痛劑的點滴。疼痛地坐在床上，胸腔會向前弓，護理師提醒我要讓胸腔擴張，才不會產生肺塌陷的情形，也因胸腔兩側疼痛，臥床也只能有點傾斜的平躺而無法完整躺平，不然側躺更會壓迫到兩側手術開孔位置。約到中午，張醫師來拆除胸腔引流管，引流管連接俗稱的「乖乖桶」，導出血水。護理師也幫忙拆除尿管，尿管拿掉後，我練習幾次排尿，順利恢復原有的自理能力。除去兩個導管，我終於可以下床活動，但手術完，身體仍弱只能在病房內活動，連想洗頭都無法下樓去做，直接請美容部的人員到病房為我清潔。

手術完，持續地咳嗽，聽起來有痰，又咳不出痰。護理師說：「有痰就要咳出來，如果不讓痰咳出來，會引起發燒等症狀。」咳痰，對剛做完手術的病人實在是件辛苦的工程，護理師鼓勵病人有痰一定要咳出來，建議用雙手抱胸壓住疼痛的胸腔兩側，或是胸前抱住枕頭咳嗽。也請呼吸治療師，拿化痰藥讓我早晚兩次吸二十分鐘。坐在病床上，吸著冒煙的化痰藥，吞雲吐霧之間，慢慢感覺痰快咳出來了，回普通病房的晚上，開始咳出帶血絲或整團血的痰，張醫師表示血絲是之前插管所造成。

除了咳痰，手術前呼吸治療師曾帶給我一個呼吸練習器，有紅藍綠三個小球讓我練習。吸氣後吐氣，看看能吹起幾個球，我的肺活量大約可吹起兩顆球，手術後，實習護理師也常來陪我練習，結果只能吹起一顆球。為避免造成肺塌陷、氣胸等情形，手術後，要持續練習呼吸，盡量是採用腹部呼吸，才能讓呼吸較深且長。

勇敢是唯一的選擇

手術後三天，張醫師評估我的狀況可以回家裡休養，便通知門診葉醫師我即將出院，五月六日週五，正準備出院手續，葉醫師交代要注意肺塌陷、氣胸等情形。就這樣，結束了長達十二天的住院治療，中華民國健保局支付了重大疾病肌無力病患洗血及手術的全部費用，因為我怕吵，選擇較安靜的兩人房，如果選擇健保給付的四人房，這所有的醫療費用就是由健保局買單，很難想像的德政。在中午前離開醫院，搭上二哥的車到達高鐵站，與我的好友 Rosa 搭上高鐵，回到各自在台中與屏東的家。五月十一日是胸腔外科預約回診日期，依就診號至胸腔外科張醫師診間，又由張醫師開立第二張胸腺惡性腫瘤重大傷病卡。在四月七日已由神經內科葉醫師開立第一張肌無力症重大傷病卡，在短短一個多月內我收到兩張重大傷病卡，健保局還透過簡訊，提醒我要好好進行健康管理。收到第二張重大傷病卡，已經沒有收到第一張時那般驚嚇，也因為走過手術治療，心裡相對平靜。原以為可以把胸腔兩側內視鏡六個洞的傷口縫線拆除，但張醫師考量我服用類固醇，傷口較不易癒合，建議我下週在中部醫院外科門診拆線即可。

當日我在胸腔外科診間外候診時，有位約莫五、六十歲婦人，詢問我就診原因，想和我聊天，我邊滑著手機一臉淡定，一邊說：「我做了胸腺腫瘤切除！」她好像找到患難夥伴般，說她也準備要進行手術，眼神充滿了焦慮，肢體語言間展現著不安的姿態，看著她的模樣，彷彿看見幾天前住院的自己，面對手術的忐忑無助，不過才隔了幾天，我已經走過與死亡相交的時刻，就像有句話說：「直到勇敢是唯一的選擇以前，我們並不知道自己是多麼的勇敢。」接近過死亡，恍若隔世，人生觀、價值觀都有所改變，自己也有了新的開始、新的人生。

吃藥人生!?

五月十二日一早到神經內科葉醫師門診，從小就不喜歡吃藥的我，很希望減藥並進入緩解，便跟葉醫師說：「我想從肌無力畢業了！」葉醫師雖然為人親和，骨子裡還是嚴肅的醫師，對病患有心康復仍舊感到高興，但還是拉長尾音說：「要有耐心。」我又問葉醫師：「哪時可以不用吃藥？」這時葉醫師的聲調像暴風雨前的凝滯：「你沒有吃？」聽起來如果不遵照醫囑服藥，接下來就要挨罵了，我無奈又撒嬌的說：「有啊！要葉醫師說可以不吃藥才可以不吃，不是嗎？」葉醫師邊聽我的回答，邊如搗蒜般點頭。最後進入每一個月便減少一顆小類固醇藥的緩慢減藥過程，大力丸則維持原來的劑量。

好不容易到了六月，有一天小類減為零顆，另一天則仍維持手術後的較高劑量，訓練身體適應不依賴藥物，因從四月開始服用類固醇，到六月已滿兩個月，之前兩天類固醇劑量雖不同，但理論上每天皆算服用。剛開始隔日沒服用類固醇，身體狀態有點不穩定，造成情緒不穩、疲倦等類固醇戒斷症狀，休養期間學習與身體相處，傾聽身體的聲音實在是門藝術，突然明白能否不服藥，不是跟醫師爭取。要能夠不服藥並保持病情平穩，須要自己有本事，讓自己能夠進入緩解。肌無力雖無法根治（隨時有發病的可能），但能獲得緩解，緩解的定義就是不服藥也沒有症狀發生，到這個程度便可以說與肌無力這個好朋友和平共處了。[8]

長時間的類固醇用藥也會造成副作用越來越明顯，六月起手腳特別容易出現紅疹，其不癢不痛，也會自然消失，卻又在四肢不同處出現；臉上也出現越來越多小疹子，[9]排便變得不如過去容易，有便秘現象；六、七月炎熱的夏天，在沒有冷氣的地方汗如雨下，有盜汗現象；如果空腹服用大力丸，會胃絞痛；骨頭開始不舒服，有痠軟的感覺等等。看見自己身體對副作用的反應，怕長期服用類固醇會影響骨質密度，造成骨質疏鬆，因此買了病友推薦的挺立強化錠、好市多檸檬酸鈣片等，每日早晚吃一錠或三餐一錠，早晚也各散步一小時，曬曬日出陽光與日落夕陽，增加鈣的攝取與生成。自己像是一株會行動的植物，也需要行光合作用，在和煦的陽光下，其實人很舒服，身上的每個細胞似乎都吸收著陽光飽滿的能量，為了健康的緣故，改變過去媒體推崇女性白皙的審美價值觀，與大自然產生新的連結，這是沒有想到的收穫。[10]

每個MG都有一間小藥房

如同我住院的第一天，住院主治醫師威爸所說，肌無力症治療過程為洗血、手術與服藥，資深志工Vivian亦提供邱醫師及葉醫師醫療相關數據，說明開刀後仍有百分之八十的病友仍須長期服藥。朋友Rosa在一次醫學講座中，得知葉醫師提過：「百分之四十的肌無力病患可以緩解，但因為不確定就醫的病患是否能緩解，所以一律給藥。」如果肌無力病患無法達到緩解，洗血是短暫救急的治療，大約維持一個月的療效，長期仍須使用藥物控制病情，服藥對肌無力病患來說，可說是再平常不過的事情。

長期服用藥物，病情平穩的肌無力病患可請門診醫師開立慢性病連續處方箋，一次就可開三至三個月。曾在臉書看到香港病友拍出服藥、領藥的所有藥盒及藥瓶，大大小小的藥盒及藥瓶整齊排列，推滿桌面與牆面，並自嘲可以開藥房了。

藥物令人又愛又恨

藥物與肌無力病患有著牽扯不清的愛恨情仇，經歷晦暗不明發病期，獲得診斷服藥後，很多病友都很難忘懷第一次服藥的奇蹟。原本四肢無力、無法吞嚥，吃下像糖果一樣的大力丸，竟在短時間內恢復到正常人的生理狀態，這種奇異的經驗對ＭＧ而言相當難忘。[11]肌無力病患服用藥物分為第一線及第二線藥物，第一線藥物為大力丸及類固醇，當第一線藥物無法讓病患症狀穩定才會進而使用第二線藥物。這些藥物的副作用也因人而異，如同肌無力症的別名「雪花病」一樣，好似佛教所說：「有多少眾生、就有多少法門」，有多少病友，就有多少用藥反應。每個人的病程、用藥都不同，免疫系統對藥物的反應也不同。

第一線藥物大力丸（抗乙醯膽鹼酵素劑），其阻斷破壞乙醯膽鹼的酵素而增加人體肌肉的力量。為什麼俗稱大力丸？也許跟大力水手有關，卡通人物大力水手服用波菜後，渾身立刻有力，但服用大力丸後大約二十至四十分鐘才能產生藥效，肌肉的力量逐漸恢復，如原先無法吞嚥，藥效產生後就能如正常人般飲食。一顆大力丸藥效維持約四小時，如果病況較差，最快每三個小時可以續服，一天最多八顆，甚至有病友睡覺時，還訂鬧鐘起床吃大力丸，避免睡眠未服藥時間過長，造成四肢無力無法起床。但服用過多大力丸，反而也會讓肌肉更無力。[12] 雖然大力水手的形象很像病友服用大力丸的狀態，我卻也覺得像灰姑娘，那是人全身精神煥發、最美好的時候，要在大力丸的「法力」消失前，趕緊回到自己的小窩，不然又變回原先無力的樣子了。

大力丸外表裹著淡橘色糖衣，每日三餐服用，像是吃糖果一樣，但有位香港病友對糖衣過敏，則須刮除糖衣，單純服用包覆在裏的白色藥丸。大力丸用藥，如病友已對大力丸有正確認知，並經醫師認可，醫師會授權病友可自行調藥，配合自己的肌力狀況調整藥物使用數量。

一樣屬於第一線藥物的皮質類固醇（Prednisone）為免疫抑制劑，可抑制抗體的製造，讓病患免疫系統穩定，避免抗體過度活躍。除了口服藥物，也有短期施打大量類固醇的脈衝療法。口服類固醇使用時間越長，越容易有副作用，抵抗力將減弱，人體較容易感染、進而改變外貌，如：月亮臉、水牛肩、青春痘、胃潰瘍、骨質疏鬆、情緒沮喪、失眠等等。[13]長期服用類固醇會造成鉀離子流失，應補充含鉀食物，如：香蕉、芭樂、柳丁、硬柿、釋迦等水果；避免過度烹調的深綠色蔬菜，如：空心菜、菠菜、莧菜、紅鳳菜等；雞精、牛肉、肉湯等湯汁。須注意避免罐頭、醃製品等高鈉食物，減少水腫，預防血壓上升。[14]

類固醇用藥也不像大力丸，能經過醫師的許可，自行調整肌力狀況用藥，類固醇用藥須依醫囑用藥，如有不適，須回診再請醫師評估用藥。大力丸跟類固醇是肌無力症第一線藥物，第一線藥物約有百分之八十的病患能得到病情控制。但每個人免疫系統差異甚大，服用類固醇約有四分之一的病患會有副作用，有些病患對第一線藥物有強烈副作用，舉例來說，類固醇是依體重計量，如已食用到最高劑量，出現嚴重副作用，容易感染、失眠或少數骨關節壞死等，類固醇治療如成效不彰，用藥已到極限，副作用大於治療效果，或病友合併胃、肝、血壓、血糖、青光眼等問題，像有心血管疾病、糖尿病、骨質疏鬆、眼壓過高等，醫師須對類固醇用藥重新評估，轉以肌無力症第二線藥物宜護寧（Imuran）來減少類固醇劑量，降低類固醇的副作用。[15]

服用宜護寧藥物後，不會立即產生效果，大約要三個月才會產生藥效，副作用是白血球數目減少、肝功能受損，也可能致癌，須定期抽血檢查血球及肝功能，減少藥害產生。[16]如果有懷孕考量的病友，女性須停掉宜護寧三個月，男性則須停藥一年，才不會讓藥物影響受精與胎兒。[17]第一線及第二線藥物費用由健保局給付，到第三線藥物山喜多（Mycophenolate mofetil）等，健保局不給付，服藥便成為一項經濟上的負擔。前面所述第一、二線藥物由健保給付，這也是中華民國對於重大疾病患者的德政。

學習與藥物共存

肌無力病患長期服藥是治療途徑，除了會有副作用外，也需要學習調適藥效發揮與生活習慣、作息之間的連繫。大力丸服用後約二十至四十分鐘產生藥效，如果有吞嚥困難的症狀，空腹服用，以利進食；但空腹服用的副作用是胃痙攣或絞痛，大力丸除增加肌肉收縮強度，也會一併刺激內臟器官，如胃及膀胱等，可與刺激性小的食物，如餅乾、牛奶一起服用以減少副作用。如果無法適應空腹服用產生的副作用，可再請醫師開補斯可胖（Buscopan），病友間暱稱「小白」，阻滯大力丸於平滑肌和腺體的不良反應。[18]另一種選擇是睡前服用大力丸，讓早起時肌肉維持力量，有力氣進食。這些細微處都要病友自行斟酌身體的反應與狀況，與醫師討論後，調整出適合自己的服藥方式。

病友在安排生活作息時，也須考量大力丸藥效高峰期在服藥後一至二小時，建議安排藥效高峰期從事耗費體力的活動。如果使用免疫抑制劑類固醇，因類固醇有造成亢奮及失眠的副作用，服藥時間一般於早餐後較適宜，超過中午則不建議服用，以避免副作用影響生活作息。或是在減藥階段，一日服用類固醇，一日未服用，如果病況尚未穩定，建議將從事體力的工作安排於服藥當日，未服藥日則須休養生息。

肌無力病患如果感覺疲累，休息對MG而言很重要。病友分享口訣：「凡事只出八分力，不可留下疲憊到明天」。肌無力病患體力就像故障的電池，即使充完電，耗電情形也比一般人嚴重，很容易就沒電，或有時突然無力，更會造成危險情況，如端熱湯，突然無力摔落湯鍋，造成燙傷；下公車或下樓梯，突然無力而全身摔下；或是抱幼兒，突然無力，造成嬰兒跌落。如果不留意自己體力情形，讓疲累不斷累積，很可能造成突然沒力的危險後果。[19]

如護理師所說：「肌無力病人每個人最有力、有精神的時間不一樣，有清晨的人，有傍晚的人，為保留個人的體力與能量，病人須依著自己的身體狀況，調整自己的作息時間，安排任何活動都要符合自身的安全，並且保持最佳的功能狀態。」[20]這些體能、身體及病況起伏的細微變化，只有病患自己最清楚，而在醫師調藥、減藥的過程裡，病人要學習與藥品協調出適宜自己的生活作息。

調藥百百種

長期服藥的治療過程中，病友都會經歷調藥階段，隨著發病症狀猛烈，一開始醫師皆會使用高劑量類固醇進行壓制，慢慢隨著病情穩定就會進入調藥，依病人呈現身體適應藥物狀況，還有醫師的手法，快速減藥，或慢慢減藥。有些每兩星期減半顆，或一個月減一顆，但隨著類固醇用藥減藥到相當低劑量，減藥速度須越來越緩慢，以避免病情反跳，病況轉趨嚴重，例如每減一顆約為一個月，但兩顆至一顆時，減藥一顆須兩個月，或更久的時間，有的甚至長達一年，到越低劑量，身體更須較長時間適應類固醇戒斷。

肌無力症別名「雪花病」，如同雪花片片各異，每個人發病治療都有其特殊性，即使服藥也呈現每個人的獨特性。病友會一位眼肌型肌無力病友分享自己的用藥情況，她每到下午眼皮就下垂，經過一年多的治療，類固醇從體重所接受的最高劑量，減到最低劑量，症狀還是沒有改善，最後選擇停藥，類固醇治療並沒有效果，她因尚未接受使用第二線藥物，病況維持治療前的狀況。減藥的過程都會有適應期，有些病友無法通過適應期，最後還是加藥，等病況穩定再減藥。有病友甚至是減藥到停藥，但停藥後一個月，即便最後一顆藥已間隔兩三天吃一次，病情仍又復發，只好又開始吃小類再一次的控制，又進入加藥減藥的調藥過程。

對藥物依賴的隱憂

病友第一次嚴重發病，或是病況起起伏伏，尚且未掌握與肌無力和平共存的方式，容易對藥物產生依賴。甚至有病友說因為小類能夠穩定肌肉無力及眼皮下垂，對小類上癮；也聽過幾位病友說，醫師考量病友症狀穩定，商討減量類固醇時，病友並不願意。[21]但未來藥害的產生，都像是還未引爆的炸彈，令人擔憂。有臉書朋友分享長期服用類固醇導致骨質疏鬆，須更換人工關節的經驗。也有一些病友在停藥後，指關節出現晨僵，像板機指的現象。在二〇一六年九月十日新光醫院辦理的肌無力大會，最後的醫病交流，有病友提到長期服用類固醇，晚上就寢骨頭痠軟，測骨質密度卻沒有問題，看診醫師認為是長期藥害所造成。或是協會轉載的醫學研究顯示：長期服用大力丸，可能造成記憶力衰退。[22]

綠意盎然的自我療癒

剛開始服用類固醇，的確能迅速讓身心免疫系統和緩下來，讓急性的病況緩和下來，而長期服用類固醇，也讓骨頭不舒服的副作用越來越明顯。患者多半得經歷類固醇戒斷引發的症狀，[23]不喜歡吃藥的我，希望慢慢減藥至停藥。臉書上也有病友跟我一樣，身體無法承受藥物的副作用，而開始每天練習平甩功，改善眼球的症狀，她表示要有耐心，每天練習二十分鐘以上，才能感覺全身暢通，改善眼球出走的情況。有位康復神速的病友分享心得，認為從事柔性運動，包括：太極拳、瑜珈、游泳、氣功、禪修，對肌無力病患最有幫助。[24]

對我及朋友 Rosa 來說，禪修是一劑良藥，它沒有類固醇療效來得快，但發揮的自療效果，我們相信遠比類固醇來得穩定持久。禪修所發展出的自我覺知，也能用於覺察自己對藥物的依賴，進一步戒斷對藥物的上癮。喬．卡巴金（Jon Kabat-Zinn），其正念減壓（MBSR）診所，鼓勵病人在較深的人格層次中，探究自我救助的可能性。他指出西方近代生物醫學只強調對治疾病症狀的對抗療法，對治是解除一切病痛的症狀，自療則是在較深的生命層次中轉化身心，開發病人內在的資源與智慧，使其發掘並運用內在的能量。喬・卡巴金更認為，醫學是在身體失衡時恢復內在正當尺度的藝術，而禪修則是對內在正當尺度的直接知覺。[25]

藥物的服用雖能快速穩定身心及免疫系統，但正統醫學的對症下藥，也有副作用的隱憂。有許多方式能讓身心免疫系統緩慢下來，現代要求速度效率，連對身心康復都有快速達標的要求。

維多莉亞・史薇特（Victoria Sweet）醫師的《慢療：我在深池醫院與一六八六位病患的生命對話》一書，描述她在深池醫院行醫逾二十年的生涯，深池醫院原本是救濟院，專門收容重症患者及無法自理生活的病人。史薇特醫師修讀醫學史學位過程，接觸十二世紀希德格修女的醫學著作，希德格修女認為人體不是機器，更像植物，具有自然療癒能力，稱自癒能力為「綠意（viriditas）」，因此醫師不是在「修理」病痛，而是幫助病患自我療癒。希德格教導緩慢醫療，為病患移除阻礙、滋養綠意，召喚「膳食大夫」、「靜心大夫」（運動、睡眠、休息）、「愉悅大夫」共三位貼身大夫。史薇特醫師對慢性病推動的生態醫療、緩慢醫療，來自希德格修女的啟發，呈現醫學人文視野的省思，闡釋療癒應有的本質：「生命本應緩慢，療癒無法用效率衡量。」[26]

第三章：雪花病（Snowflake Disease）

肌無力症（Myasthenia Gravis）簡稱ＭＧ，是肌無力症英文縮寫，是一種肌肉的自體免疫疾病，體內產生乙醯膽鹼接受體的抗體，造成接受器的破壞與數目減少，使神經與肌肉間的傳導功能受損，影響到其他各處肌肉，造成不同程度的無力。容易疲勞是肌無力症狀的主要特徵，且症狀會隨肌肉的使用程度加重，在休息或睡眠後可獲改善。也因此，病人通常在一早起床時，肌肉施力正常且活動自如，到下午或傍晚時，卻出現無力的症狀。[1] 有病友在臉書分享，他跟朋友說明自己的症狀，會無力、會吃不下、會動不了身，最後甚至可能無法呼吸，但對方卻是笑，好像認為得這種病很好笑，覺得「怎麼可能」，得病前我也很難想像「怎麼可能會這樣！」顯然我對自己的身體一點也不瞭解。

歐美地區把肌無力症稱為雪花病（Snowflake Disease），肌無力有這麼美的名字！這麼美的名字想表達出每個人的發作症狀及治療方式都有所不同，像散落的雪花片片，每一片雪花都有其獨特之處，[2]也說明每個人的免疫系統呈現出多樣化的面貌。因為自體免疫系統的差異，有些人對藥物及治療能獲得緩解，有些人卻怎麼吃藥與治療都成效不彰。

加菲貓與趴趴熊

肌無力發作症狀，大致分為眼肌型及全身型（廣泛型），有兩個特別可愛的卡通動物，特別適合這兩個類型。眼肌型像極富個性的加菲貓，一副沒睡飽的酷樣，而全身型則像可愛的趴趴熊，全身無力、軟趴趴的。[3]有些人一開始的症狀只侷限在眼部肌肉，出現眼皮下垂、視力模糊，嚴重則有複視、雙重影像、眼球出走、鬥雞眼等症狀；有些人一發病就是全身型，除了眼肌症狀，也可能四肢無力，如：頸部肌肉、咀嚼肌、吞嚥肌，甚至呼吸肌都有無力現象。但眼肌型病友控制病情不佳，也有可能漸漸發展成全身型，常在臉書聽見眼肌型病友的心聲，說自己像是個未爆彈，不知何時會演變成全身型。

抗體指數千變萬化

通常確診肌無力症，會透過抽血檢查 AchR 抗體指數、單纖維肌電圖、連續電刺激、胸部電腦斷層攝影等檢查。AchR 抗體指數有陰性及陽性之分，抗體數據雖可作為參考，但仍以症狀為主。有些人抗體指數破百，但也只有眼皮下垂症狀，有些人雖然抗體指數只有二至三十，卻已有吞嚥困難等問題。即使進入緩解，抗體指數呈現在每個人身上也是千變萬化，有一次我在臉書徵詢緩解同學的指數情形，有人指數上百、上千，仍與肌無力相安無事，其毫無症狀，也不用服藥；也有同學即使指數下降到正常值零點二以下，仍然有症狀，還是得持續服藥。[4] 甚至有部分患者抽血檢查測不出 AchR 抗體指數，屬於另一類型 MusK-Ab 抗體，目前只有新光醫院能以抽血檢查出此抗體，台灣約有一百例，這些少數病例，部分病友使用大力丸治療卻沒有效果。[5]

切除胸腺！緩解的企盼

百分之七十的肌無力症病患會有胸腺增殖現象，因此拍攝胸部的斷層攝影，主要是確認胸腺的狀態，約有百分之十至十五的病患胸腺合併有腫瘤，[6]醫師皆會建議盡快切除治療，但如果是腫大或增生，就會考量病友目前肌無力症病徵，再與病友充分溝通是否須切除胸腺。

經英國研究，切除胸腺可降低類固醇用藥量。[7]曾聽聞胸腺增生導致複視及無力的病友說，三個月回診一次，每次葉醫師總問要動手術嗎？雖已服用第二線藥物，但病況堪稱穩定，面對手術可能造成病況不穩及侵入性醫療，目前身心都尚未準備好。但葉醫師仍希望她透過胸腺切除手術，減輕藥量，甚至達到不服藥的緩解狀態，因此再三要她考慮。

問題來了，切除胸腺是否能達到長期緩解而無後顧之憂呢？在我發病快一年時，聯繫上一位胸腺腫瘤復發的大哥，他是在切除胸腺腫瘤的五年後，拍攝ＣＴ斷層而發現復發。在我腦海中，胸腺不是隨著腫瘤切除了嗎，怎會再次復發呢？真是百思不得其解！原來，腫瘤這次不是長在消失的胸腺上，而是出現在肋膜上。切除胸腺腫瘤的五年後，也可能出現這樣復發的少數病例。另外，成年人胸腺會隨年紀逐漸萎縮，胸腺失去製造免疫細胞的功能，但如果是年幼時期發病，因胸腺仍是免疫細胞重要製造來源，一般會等到患者十八歲之後才考慮切除。

眼肌型的悲歌與希望

眼肌型病患其症狀雖侷限在眼部肌肉，但視力問題極度影響生活。視力模糊、無法對焦甚至複視（雙重影像）而感覺暈眩，甚至因複視只能使用單眼視力，或配戴特殊的菱鏡眼鏡，較易閱讀觀看，這些變化無時無刻影響著病患情緒；眼皮下垂、眼球出走等外觀上的明顯差異，導致其他人的異樣眼光，也是眼肌型肌無力症病患時時面對的挑戰。眼肌型病友如果是胸腺腫大或增生，又沒有立即性手術的必要，須長期服藥（類固醇）控制眼部肌肉。眼部肌肉須漫長才能達到療效，因此眼皮下垂雖是發病初徵，卻也是最不容易改善的症狀。眼肌型病友常感嘆因外觀改變的生活品質，很是辛苦。[8]

肌無力症眼皮下垂是外觀上最明顯的特徵，國內外病友發展出各種拉提眼皮的方式，尤其是愛美的女性病友，更是努力地尋求。舉例來說，從國外病友分享的貼膠帶拉提眉毛，再用瀏海蓋住；國內女病友分享，用雙眼皮貼或雙眼皮隱形膠水，能讓輕微的眼皮下垂，透過貼布或膠水拉提回升及固定；或是冰敷、點奈甲唑啉（Naphzoline）眼藥水；也有一種眼皮支架眼鏡，眼鏡鏡框加裝了支撐眼皮的小支架。[9] 最後就是手術一途，二〇一六年九月十日，北部肌無力症大會邀請高雄醫學大學外科學賴春生教授，演講復明皮瓣縮短手術（Foom flap Shortening），不同於整形外科及一般眼科外科手術，部分眼肌型肌無力病患在用藥達到最佳效果，且治療後沒有明顯改善，副作用大，病齡至少超過兩年，眼皮仍下垂嚴重影響生活品質，造成生活極大不便，經復明皮瓣縮短手術後，得以改善無法睜開眼睛的困擾，回歸生活品質。[10]

緩慢型與猛爆型

肌無力症病程的發展又可分成緩慢型及猛爆型，我的病程較緩慢，一至三個月間緩慢進展，症狀為眼睛對焦困難、部分手指無法動彈、聲音暗啞、講話大舌頭、吞嚥困難、四肢無力。如果沒有就醫治療，接下來的病程發展，就是口齒不清、無法下床、呼吸困難等危象。猛爆型病患則可能前一天還像一般人生活，隔天便呼吸困難，插管急診送醫，從此全身無力，須長期臥床，後續可能是以年計算的長久康復之路。在發病的過程，如果出現吞嚥困難、喝水容易嗆到，都是病況下滑、病情越來越嚴重的徵兆，應盡快就醫，以控制病情。病情若未有效控制，病程將朝危象發展，呼吸會喘、困難，甚至造成衰竭。

吞嚥困難與泥巴餐

肌無力病人如果出現吞嚥困難，是病況下滑的徵兆，須回診密切配合醫療處置。若喉嚨肌肉無力，固體食物會造成飲食困難、噎到，喝水嗆到等狀況，如因食物哽塞，親友可用哈姆立克急救法（Heimlich Maneuver），讓病友吐出異物。部分嚴重病患須裝置鼻胃管進食。於吞嚥困難的飲食照護方面，建議將食材運用果汁機或攪拌器，讓固體食材小分子化，或是流質食物加入增稠劑（如快凝寶），幫助食物成為固態流質，像是粥品，病友間戲稱這為「泥巴餐」。當得知病友吃起泥巴餐時，就了解其病況下滑，這事都會在臉書上給予鼓勵，期望病情平穩。

呼吸無力與插管

過去造成肌無力病患死亡的原因，可能因上述吞嚥困難噎死，或是呼吸衰竭而死。肌無力症病友在吞嚥及呼吸困難時，病情惡化的速度很快，很容易因呼吸肌無力造成窒息死亡，需要立刻插管藉此呼吸。當病友無法順暢吸氣時，容易喘，上救護車急救時，躺著更不容易吸氣，坐著反而較好，也建議練習腹部呼吸法，[11]能緩和呼吸，以利等待救援。

肌無力危象，指的就是呼吸肌無力，嚴重到呼吸困難，病人沒辦法將自身產生的二氧化碳排出體外，也沒辦法吸入氧氣以做交換，因此會產生氧氣不足，甚至二氧化碳昏迷的現象。[12]插管是處理肌無力危象的必要手段，插氣管內管，用呼吸器助病患呼吸，然而插管會造成身心創傷，嘴巴、喉嚨破皮疼痛，人無法言語，無法從嘴巴進食，也無法安眠，甚至聽力減退，還有心理上焦慮無助。且呼吸器使用兩週，如還不能自主呼吸，醫師建議進行氣切手術，亦即呼吸管從嘴巴改移至脖子上的手術切口。[13] 部分呼吸困難的病患，也會在家中臥房備有小型呼吸輔助器，可緩解睡眠呼吸中止症。

MG人生命現象的擺盪

肌無力症可說是一種奇特的疾病，緩解的肌無力病人看起來和正常人沒有兩樣，病況嚴重時，卻可能發生生命危象。生命現象擺盪幅度之大，病人間症狀的變化多端，都讓人摸不著頭緒。MG人和一般人一樣，擁有自己的興趣，並非每個肌無力病患都是病懨懨的，有喜歡健身、爬大山、鐵人三項、攀岩的好動MG人，亦有喜歡到處旅遊、攝影，「趴趴走」的MG人。剛發病，體能不足、肌肉無力，很多原先耗費體力的嗜好可能無法從事，但經過好好治療，學會與肌無力相處，配合醫囑復原緩解，慢慢就能回到原來喜愛運動、旅遊、攝影的自己。新光醫院心理治療師莊老師，在一次團體諮商帶領中，邀請學員思考「得病後自身的變與不變」，改變的可能是生活作息型態，不變則可能是自己的興趣與愛好。

新光醫院邱浩彰副院長建議，游泳是緩解肌無力最好的復健。為鼓勵病友運動，帶領病友六次挑戰泳渡日月潭，一百七十七人次參與。泳渡日月潭之前，每人歷經長達一年的特訓，將身體調整到最佳狀態，成功勇渡三千三百公尺日月潭，也證明肌無力病友和一般人一樣能挑戰極限！[14]不服藥、沒有症狀的進入緩解狀態，是ＭＧ人的共同目標，在這個企盼中，ＭＧ人學習認識自我身心狀態，甚至開發瞭解更深層的潛意識，促進身心靈合一，與肌無力和平相處。

邁向緩解之路

結束在醫院的手術治療，回到中部家中休養，思考到往後的緩解之路，便尋求起更多肌無力症的相關資源。除了先前加入的肌無力臉書同學會外，市面上可購得的書籍只有新光醫院邱浩彰醫師和葉建宏醫師共同編撰的《認識肌無力》，以及徐麗英所撰的胸腺腫瘤切除紀實《大病大癒：生命擺盪的一三六天》。其後，加入了肌無力關懷協會及新光醫院肌無力俱樂部，提供了相當多月刊和書籍，便趁休養期間體力狀況尚好之際，斷斷續續讀了許多醫療知識與病友的緩解心得。住院期間好友Rosa分享了緩解之路，將其十年康復功力傳授給我，推薦了一本書《你用對專注力了嗎？》[15]，Rosa認為肌無力病患想追求完美的心態並沒有錯，但用錯專注方法，依據書中建議，應開放目標焦點學習放鬆模式，練習專注。也推薦原始點療法、泡澡、運動，促進經絡及血液活絡，讓身體保持溫暖。美國腫瘤學家伯尼・西格爾（Bernie S. Siegel）醫師認為，百分之十五至二十的癌症患者會深入研究自己的疾病，並非只是聽從醫師的說明與囑咐，過程中會不斷提問，希望擁有自主權，並做出明智的抉擇，套用西格爾醫師的話：「不合作的患者，他們是最可能康復的。」[16]

典型的A型性格：急躁、工作狂

在一次新光醫院團體諮商中，一位因頸肌無力而使用圍脖的五、六十歲婦人提到，生病後身體狀況每況愈下，無法做許多事情，看到鄰居伶俐的工作，感嘆地說：「我過去也能做很多事情！」另一位大哥聽完也附和的說：「現在看到事情還沒有做，只能眼不見為淨！或是睜一隻眼、閉一隻眼，讓自己好過一點。」這些無奈，說明了肌無力病友在面對發病後的自己，因身體的不適，無法過度勞累，不像過去多產，能做很多事情。面對自己能力的喪失，表露出失落與不快樂。

資深護理師 Apple 擔任疾病衛教工作，跟新病友談到：病友們性格多是急性子、自我要求很高、要求完美、有潔癖、心思很細膩、容易胡思亂想、容易緊張等等，新病友多半會一臉不可置信，覺得 Apple 衛教師比算命師還要準。[17] 李玉嬋教授與肌無力俱樂部共同辦理「病友減壓與支持小團體課程」提到：肌無力病友群中具有A型性格者不在少數，A型性格（Type A）特徵是上進心、自我期許高、富競爭力、強調成就與產值、表現在講求效率的快速行動，像是說話快、吃飯快，常因沒耐心等待，有時會搶話或中斷別人談話，有時同時作兩三件事情，怕浪費時間，無閒暇也無法放鬆。[18]

這些性格的描述，很像一面反映自己的鏡子。Rosa 和團體諮商的大哥曾說，我看起來不像肌無力病患，可能是因為即使神經有點大條，但實際上我個性急躁，沒有耐心，是個不折不扣的工作狂。一位在義大利工作的病友，在開完刀休養半年後，回顧自己發病前的日子，發現是昏天暗地，連正常作息都稱不上。在肌無力症關懷協會志工身上，也能看到A型性格正面圖像，有些資深志工因罹患肌無力症，更是經長時間康復，對幫助人走出疾病陰影具有使命感與熱誠，這些資深志工的工作能力，再再都呈現高效率的表現，即便是助人志業，也是如此。

欣賞自己的不完美與專準主義

確診後，感覺從原本的A型性格勞碌命，跳躍為「閒閒無代誌」的富貴命，這種變化絕對讓A型性格的人很難適應，卻開啟人生不同的生命情調。以A型性格完美主義來說，我們處於一個永不知足的社會文化中，容易產生匱乏感，感覺自己不夠好，而處於自卑情節，不願接受自己的脆弱與不安，反而毫無節制地追求更多，[19]當面對己身脆弱時，若轉念欣賞自己的不完美，練習包容自我，感恩身邊人事物的連結，珍視所擁有的，調整自我價值觀，都是另一種對人生更開闊的學習。[20]除了接受自己的不完美，葛瑞格·麥基昂（Greg McKeown）推行「精、簡、準」的專準主義，透過精挑、探索與評估；簡化、排除；準確執行，是一種「少，但更好」的極簡生活態度與方式。[21]極簡生活並不簡單，要從自己的各項欲求中，仔細考量精力與時間，從眾多的想望裡，確立自己的目標，簡化與精鍊都是一種抉擇的歷程。MG人體力有限，精簡出自認最重要的事情，再貫徹執行，完成自己的目標，這個斷捨離的過程，也能回頭觀照自己的價值觀形塑與追求。

接受生命的當下

A型性格的急性子，讓計畫表永遠塞滿行程，當這個行程還未結束，心思就已在揣度下一個行程，這樣的心性能真正與正接觸的人事物產生深刻的連結嗎？心的急躁與時間的關係，就像彼此競走一樣，心的思緒總隨時間行走，失去全心投入當下生活的感動能力，也失去發現生命細緻與優雅的機會，所以說當你不急著去做一件事，其中就會產出許多樂趣。[22]一位過去是企業主管的典型A型行動者，闡述當代重視「做事」而非存在，但許多偉大的書寫都闡述關於存在的重要，安詳與平靜被現代人過度輕視。反思A型人格做事服膺許多外在的價值觀，追求的目標永遠在己身之外，他們好似永遠的異鄉人，且生活在他方。[23]但專注本身的存在，是異於人本能地行動，從往外追求，改變人的慣性與偏見，轉而開放、不評判，向內觀看自我內心起伏，過去將時間無止盡的以工作填滿，現在開放讓生命中有閒適與留白，練習平靜接受生命的每一個當下，如安德烈．莫瑞茲（Andreas Moritz）醫師所說：「接受生命的當下，是治療所有疾病的關鍵。」[24]

爲什麼是我得到肌無力症？

有些病友剛被確診沒聽過的重大疾病，有如晴天霹靂，無法接受罹病事實，反問上天：「為什麼是我罹病？」反省自己一生潔身自愛、認真工作、用心生活、良心無虧，怎麼會遭遇這樣的結果？[25]在肌無力症中心及俱樂部十五週年紀念專刊上，回答病友提問「為什麼是我得到肌無力症？」葉醫師的回答引人深思：「到目前為止，針對肌無力症發生原因的疑問總是比答案多。總結來說，罹患肌無力症純粹是運氣比較不好，並不是誰的錯誤造成的。因此，重要的是患者們不要因此感到自責。」[26]

在病友剛接獲罹病，尚未自我接受時，容易產生自責與內疚的心態，但如安德列．威爾醫師所言：「接受疾病而不是和它對抗」，接受疾病往往是接受更廣大自我的一部分，是意義深遠的心態改變，心態改變帶來人格的轉化，疾病的痊癒也由此展開。[27]

不堪回首的發病期

多年前，網路科技未如現在發達，肌無力症罕見疾病相關資訊更是不普遍。剛發病是最紊亂的時期，有些病友症狀又時好時壞，肌無力說來就來，說走就走，連病友本身都不清楚自己身體狀況。或發病時並沒有明顯症狀，如眼皮下垂、大小眼，有這類症狀很容易辨識，當然也須有經驗的醫師較能確診，那麼就會拖延確診的時間。許多病友談及發病時期，如果時間拖得越長，越是一段不堪回首的往事。全身會因為抗體過高而導致肌肉無力，走路時雙腿乏力，於樓梯、上下公車時跌倒，無法打開門鎖、易開罐，即使是一般日常作息，如梳頭、洗澡、漱口、刷牙，都變得困難，甚至有些病友只能臥床，手無力連棉被都推不開，一張衛生紙都拿不起，像植物人一樣須要家人協助才能生活，更嚴重的是呼吸衰竭，須靠呼吸器維生。

這段弄不清楚「到底怎麼了」的發病時期，不僅病友不知所措，家屬也不知如何是好。全家如墜五里霧裡，鬱悶與焦躁難以形容。家人帶著病友到處尋求協助，除了看遍不同科別的醫生，或到大大小小廟宇、神壇參拜，祈求神明幫忙救治，吃藥、打針、住院，甚至喝符水都是一段尋求康復的過程。因此，能夠確診對病友來說，有治療進程與方法，都是一個機會、一種解脫，畢竟有藥可吃、能夠洗血，有刀可開，都代表自己有機會治療及緩解。

不只一次，我在病友會聚餐，病友在談及剛發病到目前病況穩定，便熱淚盈眶，潸然淚下，證明那段記憶在病友生命印記裡難以忘懷。有些病友在臉書分享，紀念和肌無力共存的光景，每個人走出來時間都不一定，有些ＭＧ人走得快些，有的ＭＧ人走得慢一些，有的長達十年才學會與ＭＧ共存，學會與免疫系統失調的自己共存。[28]我沒有在病友會聚餐的場合掉過淚，但看見病友的眼淚，總能體會及觸動內心。我只在獨處於自己房間時，想到那一段發病期的慌張與紊亂，眼淚才會不自主的滑落，無聲無息且淚流不止。那一段生命記憶封印在時間流逝裡，偶而想起，淚水不再滑落，卻有一股淡淡的感傷。

Vivian 送給自己的生日禮物

二〇一六年八月一日，資深志工 Vivian 罹病三十年的生日當天，預先錄製一段自己三十年來與肌無力相處的歷程。全程使用英文，英文的部分由 Jenny 協助中翻英，並將這段影片放在國外各個肌無力相關社團上，希望國外能看到台灣肌無力症的專業醫療技術，及三十年來與肌無力相處的艱辛歷程。一位五十歲的女性，事先已在臉書預告，全家人正「忍受」著她為某件事做籌備工作，事後揭曉，這件籌備工作就是不斷練習英文表達。[29] 從罹患肌無力症開始三年，開刀後逐漸緩解的三十年，經歷人生的各個時期，就學、就業、結婚、生子、轉換工作、先生失業、母親離世等人生變化，而肌無力症終身陪伴，也練就出與肌無力症相處之道，就是學會面對 MG，接受它，處理它，與它和平相處。

這份不僅是送給自己的生日禮物，還包含幫助其他正受肌無力折磨的病患建立信心的使命在，整段影片滿溢正能量。影片不僅放在國外肌無力相關網站，也放在台灣肌無力同學會網站，為使不熟悉英文表達的朋友瞭解，也附上中文解說。我相信這段影片不只有我，觀看的人都能感受到 Vivian 所傳遞的生命韌性正能量。另一位病友，也在二十八歲生日當天，在臉書訴說自十幾歲罹病卻遲遲無法確診的過程，曾不願回顧那段時光，也抗拒治療，拒絕提起跟病情相關的事，直到經過很多年，才慢慢接納自己和病情。如今看了Vivian的影片後，受到Vivian的莫大激勵，才在生日當天分享這段過往。她說罹患肌無力症，性格上有好強、不服輸的傾向，並與其他病友一起勉勵，不要讓肌無力限制自己對工作、感情及婚姻的判斷。

MG學校

將肌無力症想像成一所學校，有的病患從小就確診，現已四、五十歲，亦即在這所學校就學四、五十年。在這麼長的時間裡，時而緩解結業，時又因人生的遭遇，親人過世、事業繁忙，需要回頭進修（服藥）或進廠維修（洗血）。而我在二〇一六年三月發病，是個新生，每個人的病齡不同，揣摩與肌無力和平共存的模式也不會相同。有的病友也許開刀後很快進入緩解，有的病友即使開刀，症狀仍舊起起伏伏。每個人發病到緩解的時間長短都很難說，走過的道路，風景也各異。

在不同年紀遇見肌無力，會面對不同的人生課題。有人十幾歲發病，正值就學階段，得停下課業，經常進出醫院治療調養，以等待病情穩定，才能恢復就學。[30]有的人發病時正值就業階段，在讓病情穩定前，只能先找負擔較小的兼職工作，逐步思索後續就業的安排。有的人正值壯年發病，事業正值高峰，壓力相對較大，這時要調整自己的事業步調，學會放下，尋求較無負擔的工作型態，或持續現今的工作，釋出部分職務交付他人，或藉服藥讓身體狀況能夠跟上。這些點點滴滴，都在每一個病友身心作用著，需要各自去面對與抉擇。

身上的雪花印記

葉醫師強調肌無力症無法根治，意味著發病後，生命中有了一個形影不離的好朋友。病友 Jenny 曾在臉書徵得國外病友的同意，分享了文章，國外病友在自己耳朵下方，頭髮蓋住處，刺了一個雪花的圖形（肌無力症在歐美又稱「雪花病」），有時遇到適合傾吐的朋友，會把頭髮綁起來，露出雪花刺青，侃侃而談自己的肌無力故事。當她不想讓外界知道自己罹病，便把頭髮放下來。肌無力病患的外表，除眼肌型患者，基本上與一般人無異。因此這個屬於她自己的故事，她可選擇只保留給自己，還是分享他人。

Jenny 從小個性就很急很急很急（Jenny 說超急所以說三次），為自己肌無力取名「瑪姬」，瑪姬為她帶來很多挑戰，為她的生命添增了許多波折與插曲，但是瑪姬讓她柔軟，讓她有機會重新的去了解自己，她教 Jenny 學習慢的藝術。對 Jenny 而言，瑪姬是新朋友，新的學習與課題。

我的肌無力好朋友 Amy

開完刀後回到中部休養，過了一段時間，後院傳來初生小貓的叫聲，沒多久就在後門看到小本尊，是一隻橘灰毛色的流浪幼貓，其雙眼感染，身體羸弱，於心不忍下，我的父母親提供食物，大哥則帶牠看獸醫治療眼疾，小姪女為牠取名「咖哩」；後來又來了一隻右耳破裂的灰黑色小貓，小姪女取名「咖啡」，兩隻貓仿若是姊妹，成了我的寵物，在營養充足及悉心照護下，毛色很快地恢復亮麗，過起愉快的新生活。

我很喜歡貓咪，我為我的肌無力取名做Amy，Amy性格就像貓咪，有柔軟的身軀，自在隨性的慵懶，靈活慧黠的雙眼。有時成天只是賴著身子休息，當真正想要活動的時候，動作迅捷，跑跳追趕都難不倒牠，動作靈巧；有時候也喜歡撒嬌，喉嚨發出咕嚕咕嚕的舒服聲，傳達與人親近的愉悅，所以覺得累的時候，會感覺Amy在向我撒嬌，要我放下急躁的個性，培養柔軟、緩慢而優雅的氣質，享受生命當下的美好；Amy擁有獨立的個性，也有屬於自己的生活步調及時間感，在快與慢之間，總有靈性富彈性的平衡。

不要自己一個人默默承擔

剛發病到完成治療，回到中部休養，這期間其實沒有和家人談過我的病，因為一開始，連我自己都弄不清楚怎麼了，隨著醫療進程，醫療資訊的了解與臉書同學會的討論，逐漸明白自己的疾病進程，及可能發病與預防的措施。在一次機緣裡，我和父母親談起剛生病時的感受，從他們慌亂的眼神，與後續忙著為我到菜市場購買鱸魚熬湯的行動裡，我知道他們這才意識到，重症肌無力如此嚴重，身體會這樣難受，抗體讓手腳無力，進而無法下床、吞嚥困難，無法進食，自行就醫都是一種體力負擔。

肌無力病患如果沒有嚴重到臥床，外觀看起來跟正常人沒有兩樣，即便是醫護人員，如果對肌無力症不甚了解，都可能誤以為是「裝病」。因肌無力症病理呈現多樣化，醫師難以確診，病人心理上易備感挫折，並為醫病兩方帶來緊張關係。在美國自體免疫疾病相關疾病協會所進行的調查發現，有百分之四十五罹患自體免疫疾病的病人在患病初期，曾被貼上疑病性憂鬱症的標籤。[31]

如果醫病兩方存在無法相互瞭解的狀態，病患與家屬之間更需要溝通、體諒及支持。起初我選擇輕描淡寫地告知父母，我要接受手術治療的事實，為的是不讓父母親操心，這是我和二哥之間的共識。即使是二哥，也從沒聽我說過生病的感受，他只知道這是我需要接受的治療。即便手術前一天，全家人因見到護理師、社工師及志工，得知術後的護理，也並非我生病時的感受及需求。陪伴我的朋友因自己生過病，也建立起家人的支持系統，曾不斷的告誡我，應該讓家人知道自己的狀況。生這樣的病，更需要家人的理解，進而有支持與陪伴的後盾。

這些年即便已學會堅強，而當面對自己的疾病，卻間接發現自己還沒準備好去接受最脆弱的一面，進而選擇和同樣罹病的朋友述說一切，因為相信對方一定能理解；臉書上的肌無力同學會，經常有病情下滑、病友沮喪的心情告白，眾人相信只有病友間能懂生病的感受，這是建立在同病相憐的基礎上。面對自己的脆弱，這也是一門功課。因為有這樣的機緣，我得以有機會跟家人傾吐生病的感受，一直以來，大部分事總獨自承受，如今重擔一點一滴的釋出，不論家人能否完整理解罹患肌無力症的感受，至少在我的心裡，因為開放而減輕壓力。[32]

病人及家屬，大家都是新手上路

罹患重病，更需要家人的支持與協助，不管是心理或是身體。罹患血癌的阿傑特醫師在《從病危到跑馬拉松》一書中，同為醫師的妻子，是阿傑特醫師的最大支持後盾，甚至是精神導師，不管是醫療處置的監督與照顧，或是精神激勵與鼓舞，似乎都做到無懈可擊的程度。在該書〈學習如何說話〉裡提到與家人之間的互動，沒有人從小就立志當癌症病人或癌症病人的親友，學習過癌症治療過程中照護技能，大家都是在當癌症病人以後，才學當癌症病人的，即便是家屬與朋友，一樣是新手上路。而這些應對進退，需要很長的一段時間才能學會，請病人與家屬朋友一定都要有耐心，等待彼此的成長。[33]將上述論述的「癌症」換成「重症」，相信也是同樣的道理。

Jenny 在臉書分享「聊肌無力病友的心理照護」中提到，等待門診時，有位母親提到她的小孩罹患肌無力，做了手術後，病情並沒有好轉，反而加重；Jenny 反問她，家屬是否無形中給予病患壓力？對病患而言，罹病是一個措手不及的改變，患者自己是否已接受這個疾病？家屬又如何看待這個疾病？家屬心理上的壓力與期待是不是無形中轉嫁到病人身上？病患的心理狀態是否已經成熟，能消化疾病帶來的身心壓力？這些分享也引起病友家屬間的共鳴。重大疾病對病友帶來的不僅是自身如何適應疾病的課題，連帶著是對自身對整個家庭的影響，在這個患病至緩解的過程，病患跟家屬都在學習接受與適應。

發病的不穩定期適合運動嗎？

肌無力病患與家屬最常發生衝突，較多在發病初期。剛發病，不僅患者本人正在適應身體症狀的新局面，家屬也還未建立對自體免疫疾病的理解，總還是以「免疫力下降」方式理解肌無力症。肌無力症因抗體過高，如不服用藥物，將造成肌肉無力且疲勞。如果病情尚未穩定，激烈的運動都不適宜進行，緩和的柔性運動，也應該在身體狀況較為穩定再逐步進行。資深的志工大姐一直到發病後幾年才確診，發病期間經常不自主昏倒，等確診後，才進入肌無力症漫長治療中，期間病情起伏不定，沒辦法穩定下來。在病況晦暗的長久治療中，家屬基於關懷，不斷提醒她應該多從事運動，鍛鍊體能。雖然明白家人是出自關心，然而面對自己虛弱無力，對於家人的希望根本是無能為力，有苦說不出。這樣的衝突，也發生在我自己身上，剛手術完，回家休養的那段日子，我的父母也時常要求我，要進行運動促進康復。手術對當時的身體而言，是一件重大的創傷，開刀切除胸腺瘤後，身體狀況虛弱，但對於父母親的苦口婆心到強烈牴觸，卻只能選擇性順服他們的期望，也努力找時間讓身體休息。

雪花蔓延愛的幸福光芒

臉書同學會的病友跟我分享：「生病除了自助，也非常需要外人幫助，尤其是家人的體諒與鼓勵更是良藥。」另外，病友家屬從事肌無力研究，也指出：「肌無力的治療成功必須有穩定的家庭支持」[34]，家庭的支持也展現在志工服務方面，Apple 衛教師提到，病友願意投入心力幫助其他病友，甚至是一人得病，兩人服務，而有志工幹部及家屬幹部，現在俱樂部會長寶哥和寶嫂就是最佳典範，舉凡我住院期間，兩人都是同行，一同關懷病友，同時扮演病人及家屬的角色，幫助其他家庭走過患病的低潮。[35]

好友 Enya 曾對肌無力症又稱「雪花病」一詞感到興奮，眼神閃爍神采的說：「雪花病聽起來好浪漫哦！」Enya 本身是推廣藝術品的經理，對美有一定的鑑賞力，當她這麼說時，我反覆思索她說的這句話，心裡想著 Enya 肯定看到雪花飄落的唯美畫面。如果就肌無力癱瘓人的生命現象來看，一點也不浪漫，反倒有自我毀滅的傾向，而我在患病期間哪時見過那樣浪漫光彩呢？然而，當ＭＧ人談及全身癱瘓，人無法行動，日常作息都由另一半細心呵護，配偶用心瞭解肌無力症，無怨無悔的付出，無條件的陪伴與關愛中，感受到雪花病創造出來的浪漫。患病的歷程中，親友付出與關懷，讓每一片雪花猶如星光一樣熠熠生輝，為病況綴上點點希望。如中島美嘉的歌曲《雪花》中，蔓延著愛的幸福光芒。

雪花醫院的全人關懷醫療

在二〇一六年三月無意間闖進肌無力症這個大家庭，也到台灣專門醫治肌無力症的新光醫院就醫，新光醫院自創立以來，就由目前邱浩彰前副院長長期推動肌無力症治療，邱前副院長本身就是肌無力症的權威醫師，也是我朋友的主治醫師，在新光醫院神經內科有多名肌無力症專科醫師，像門診的葉醫師及住院的陳主治醫師都是這方面的專業人士。全國共十九家醫學中心，如果要收治較嚴重症狀的肌無力病患，也會推薦轉診至新光醫院。曾在臉書上看到病友分享，因病情不穩，常常早上出院，晚上又出現肌無力危象住院，醫師向她表示該院大多為眼肌型病人，若病況嚴重常出現呼吸危象，就建議到新光醫院就醫。華人肌無力症病患也從世界各地來台就醫，甚至有陸配在中國已被宣布病危插管將不久人世，搭機返台直接進入新光醫院加護病房，住院四個月後已平安回家休養等案例，新光醫院近年也推動海峽兩岸肌無力症交流，呈現越來越熱絡景況。

新光醫院也與中南部醫院合作，推動肌無力特別門診，目前與彰化秀傳醫院合作，每個月會有新光醫院肌無力主治醫師駐診。新光醫院推動二十五年肌無力症治療以來，每月其中一個週六會有肌無力特別門診，讓遠道就醫的肌無力病患固定回診，特別門診期間，會有志工朋友現場招呼接待，關懷病友，為氣氛熱絡的集體療癒，或稱團療。[36]新光醫院創立時，即成立新光醫院肌無力俱樂部，辦理北部或中南部病友聯誼及醫學講座，醫療團隊都是全程參與，二〇〇四年亦協助成立台灣肌無力症關懷協會，服務全台各地肌無力症病患。二〇一二年也透過現代社群工具如臉書、Line，讓病友保持聯繫，這些活動和醫學講座讓全台的病友更緊密連結在一起。

每年六月為國外肌無力月，國外肌無力團體會舉辦「為肌無力而跑」等募款活動，台灣雖對肌無力症醫療實屬先進，但可能因是罕見疾病，人數不多，募款活動尚未成氣候。[37]但醫院辦理的病友活動中，印象深刻的則有：二〇一六年九月十日新光醫院肌無力大會，除了介紹賴春生醫師的復明皮瓣縮短手術醫療講座及醫病交流外，也邀請一人一故事劇場（Playback Theatre）演出，由肌無力病友道出患病心情及故事，並由演員和樂師共同即興演出，把演出回送給說故事的人和所有觀眾。這個共同經驗故事的過程，創造積極聆聽的氛圍，培養同理心、自覺、創造、尊重等學習。

二〇一六年十月三十日由秀傳醫院舉辦的中部MG俱樂部戶外聯誼活動，安排病友親近大自然的摘果採菜活動，在醫病交流中，也透過激勵影片，鼓勵病患透過覺知自己的情緒，促發心靈成長，並帶出對家人支持的感恩致謝，會中家屬的道謝互動中，深深觸動參加者心中最柔軟的一面。

新光醫院推動全人全程整合性門診，包含醫師看診、助理衛教、病友關懷、醫療講座、跨夜旅遊等。全人關懷醫療亦導入歐美地區慢性疾病自我照護課程（CDSMP）及專家病人（Expert patients）[38]，這些理念的推動，讓病友組織成為高擁有感商數（OQ）的病友團體，並也培養專家病人的資深志工，在網路社群上協助新病友為疾病解惑，或至全台各大醫院探視關懷肌無力病患，幫助病患一同走過治療的低潮。資深志工深具使命感，因罹病時，嚴重危象，緩解後，投入志工關懷。對於初得病危象中的肌無力病患，心裡對於治癒充滿疑慮，見到曾與自己一樣經歷過危象，如今已緩解治癒的志工，自然會產生未來也能痊癒的信心。[39]

邱浩彰前副院長鼓勵病患超越肌無力症，從病患、家屬、病友、醫院等，組織成關懷網絡一起努力，讓病人從初發病蒙昧無知的狀態，到對肌無力症已有初步理解的業餘肌無力症病人，經過多年與肌無力相處，從業餘肌無力症病患轉到已熟悉肌無力症各項病程，成為職業的肌無力症者，最後達到與肌無力和平共存，心態上已是健康的人，肌無力症如同偶有症狀的感冒，邱前副院長鼓勵所有肌無力病患以成為健康人帶疾病為目標。[40]

第四章：MG驅動因素

當代流行病：自體免疫疾病

自體免疫疾病正在崛起，是現代社會的流行病，過去數十年，部份病例甚至顯示成長了三倍，[1]發病人口急速增加，在美國成為僅次於心血管疾病及癌症的第三大慢性病。[2]目前有超過一百種以上的疾病被確認為自體免疫疾病，包括重症肌無力、紅斑性狼瘡、乳糜瀉、類風濕性關節炎、多發性硬化症等。[3]

出版人郝明義因妻子罹患自體免疫疾病，將那段尋求醫治，還有治療過程詳細記錄，以家屬身份出版了《那一百零八天》。書中請教了妻子的主治醫師謝醫師，詳細的闡述自體免疫疾病的神秘面紗，自體免疫與免疫能力低弱形成對比，進一步把免疫系統類比為國防系統。當免疫系統活化免疫細胞來對抗敵人，但有些免疫細胞神智不清，專門攻擊自己的正常細胞，這一類敵我不分的免疫細胞被稱為神智錯亂型的免疫細胞。另一類免疫細胞在消滅敵人後，擁兵自重成為軍閥，軍閥亂用武器，也攻擊正常免疫細胞跟一般組織及器官。自體免疫疾病病人當有外患時，其實不僅有外敵入侵，同時也內戰四起及自我殘殺，也讓自體免疫疾病的治療更顯棘手。因著神智錯亂型免疫細胞的分類不同，軍閥型免疫細胞的分類不同，及有問題的免疫細胞攻擊正常免疫細胞及正常組織、器官的分類不同，產生自體免疫疾病不同的徵狀與病名。[4]自體免疫疾病多至風濕免疫科診察，肌無力症則由神經內科主診，主要是患者抗體影響的是神經與肌肉間的傳導功能。

自體免疫疾病具有共性，許多擁有任一種自體免疫症狀的人，在一段時間之後，罹患其他自體免疫疾病的可能性會增加三倍，[5]造成多種自體免疫疾病容易合併發生在一人身上，如多發性硬化症也和重症肌無力相關。[6]或有些病友合併類風溼性關節炎、紫斑症、乾燥症、紅斑性狼瘡、雷諾氏症及重症肌無力；除併發其他自體免疫相關疾病，仍有研究顯示罹患重症肌無力的病患，得到心臟病的風險也同樣偏高。[7]協會病友罹患重症肌無力長期服藥，也同時罹患心臟病，並做多次心臟導管手術。

自體免疫疾病驅動因素

肌無力症屬自體免疫的慢性病，閱讀大量慢性病及健康相關書籍後，即使有相關患病理論認為是運氣不好，但仍有相關因素能提供給患者思考有關健康與自我療癒面向，並作為參考，這些可能的因素包含：遺傳、環境（飲食與汙染）及精神狀態（壓力與情緒等）。[8]郝明義在《那一百零八天》書中，認為自體免疫疾病的驅動因素包括：一、外來病菌的感染；二、組織器官開刀，或受到破壞；三、生活壓力影響神經內分泌，進而再影響到免疫系統。自體免疫疾病經過治療，則有三種可能：一、長期服藥，治療；二、治療沒有問題後，不須服藥，只須追蹤；三、少數可完全康復，甚至不需要後續追蹤。[9]

以下針對飲食、環境、情緒及壓力，彙整醫學、心理學相關研究，提供自我療癒參照與分享。不過除了上述四個因素的探究，保持運動習慣、[10]改變生活型態、不熬夜、睡眠充足、多親近大自然等的日常保健常識，都有利身心的療癒。四項驅動因素雖然分別論述，但人類身心就像是個小宇宙，如大自然的模仿之作，是一個生態體系，時時刻刻都有著動態變化。這四項驅動因素也彼此影響，環環相扣，有著動態關聯。如在當代繁忙的工業、都市生活中，每天的步調都很快速，在周圍快節奏的氛圍下，人容易處於壓力狀態。身心承受高壓疲累，情緒容易焦躁不安，也容易加重飲食口味或對甜食上癮。在食品工業的推動下，都市充斥各種便利商店、餐廳，食品添加物提供便捷、美味、廉價的快速食物，其色彩豔麗，能長久保存，身邊也充斥拋棄式一次性的塑膠餐具，人們深受環境賀爾蒙危害。食品添加劑影響腸道的免疫系統，環境賀爾蒙影響內分泌系統等，也干擾身體生化反應及情緒，甚至形成創傷後壓力症候群，這些情緒及壓力反應，與飲食、環境間，有著一環扣一環，難以斬斷的鏈結。但若能自備餐具、少吃加工食品，雖有些不方便，卻有機會慢下緊湊生活的步調，並有機會讓自己與環境邁入健康之道，且自己做菜也是一種舒壓療癒的方式，也能將愛與溫度傳遞給一同饗宴的家人朋友。

自體免疫疾病與飲食

談慢性發炎與加工食品

醫學之父希波克拉底（Hippocratic Oath）說：「你的食物就是你的醫藥」。[11]不適當、不均衡的飲食，容易讓細胞發炎，體內的慢性發炎可能是造成慢性病、癌症、自體免疫疾病及環境疾病的重要原因。[12]腸道為第一道保衛機制，也被稱為第二個腦，[13]一位罹患自體免疫疾病的醫師傑拉德．穆林（Gerard Mullin, M.D.），建議透過特殊飲食和補給品，有助調節自體免疫疾病發生的可能性，並認為任何罹患自體免疫疾病者，第一步是確保胃腸道的健康茁壯。[14]林曉凌醫師也認為自體免疫疾病的治本之道在修復腸道黏膜。[15]另一位罹患自體免疫疾病的醫師艾米．邁爾斯（Amy Myers MD）及撰寫《小麥完全真相》的威廉．戴維斯（William Davis）醫師，皆認為自體免疫疾病患者，應遠離麩質等易造成體內發炎的食物。[16]彙總相關學說，歸納幾個原則供參考：一、避免基改食物、加工食物；二、儘量選擇多樣化原態食物，如蔬菜、水果等，藉以補充維生素、微量元素及植物多酚；三、選擇升糖指數低的食物，數值約於六十以下；四、選擇增加保護性脂肪的攝取，如魚肉，特別是Omega-3脂肪酸，避免反式脂肪等；五、留意是否有食物不耐症及腸道失衡的狀態；六、攝取酵素及益生菌；七、避免吃進汙染物，如重金屬、殺蟲劑等；八、定期排毒。[17]上述原則希望有助於建立健康飲食的藍圖，包括：一、合乎生理且均衡的飲食；二、符合腸道衛生的飲食；三、攝取足夠的維生素與微量元素；四、酸鹼平衡的飲食。[18]

現代生活每日飲食充斥越來越多的加工食物，食品加工產業的發達，象徵著日新月異的科技已將觸角伸到人類的飲食領域。記者梅拉尼・華納（Melanie Warner），撰寫的《最佳賞味期的代價》（Pandora’s Lunchbox）一書，其書副標題就是「你願意用多少營養和健康，交換食品科學帶來的平價、方便與美味？」書中描述的食品科技工業發展，實在令人大開眼界。食品科技工業就像是魔法藥鍋，果汁、咖啡、大骨湯、雞湯都能用化學原料調配出來，[19]用香精可以做出肉品的各式口味；[20]而當魔法消失，雞塊便溶化成液體，[21]這些描述讓人對加工食物除了驚奇，更有種毛骨悚然的驚嚇感。食物裡的魔法用在什麼方面呢？鮮豔美麗、久放不壞、美味口感、特別便宜。[22]魔法內最重要的元素就是食品添加劑，食品添加劑種類繁多，包含：防腐劑（己二烯酸類、醋酸類）、殺菌劑（氯系殺菌劑、過氧化氫）、抗氧化劑、漂白劑、保色劑（硝酸鹽、亞硝酸鹽）、膨脹劑（碳酸氫鈉）、食品品質改良劑、營養添加劑、著色劑（人工合成色素）、香料、調味劑（如甜味劑阿斯巴甜）、黏稠劑、結著劑（碳酸鹽類）、溶劑、乳化劑（修飾澱粉及鹽類）。[23]

生活中常見的米粉、麵條、肉鬆、豆腐都屬於加工食品。[24]早餐店三明治所使用的吐司、人造奶油都是氫化油、反式脂肪，另外加工的火腿，由次級肉品及食品添加物做成，讓你吃不出肉品原本的滋味。[25]便利商店的便當、熟食，食品添加物上百種以上。[26]珍珠奶茶內的粉圓也大多是加工食品原料製成，奶茶若非由鮮奶調成，其中奶精、奶球的製造原料也是反式脂肪，[27]且台灣法規規定，每一百克不能超過零點三克反式脂肪，可標示為零。[28]反式脂肪又稱逆態脂肪，是一種人體無法利用的脂肪，將導致免疫失調。[29]日常生活中的甜點、零食幾乎都是加工食品，使用的油、鹽、糖等原料，有時也被黑心原料所替代，即使是名店也可能遭受黑心供應商矇騙。

前述提到麩質可能影響腸道，引發自體免疫疾病，[30]過去我很喜歡吃麵包、蛋糕、零食等，如今已慢慢戒除這些食物，也找到零麩質的相關食譜，像《自體免疫自救解方》一書提供艾米．邁爾斯醫師自行研發的食譜，罹患自律神經失調的艾拉．伍德沃德（Ella Woodward）出版《艾拉的奇蹟廚房：告別過敏、慢性病，增強免疫力的無麩質蔬食料理》[31]亦有許多創意料理，讓無麩質食譜充滿變化與彈性，助人遠離腸道的過敏源，增加食材、飲食的不同選擇。手術完回中部休養的我，和七十歲的兩老一起生活，父母親在純樸的鄉村生活，有一小塊田地，種一些稻米和闢一塊菜圃，雖然部分作物也使用農藥，但收成時已在安全期，種植的蔬菜不如市場所見的賣相良好，但即使貌醜，卻是保證生產過程安全安心的食材，富含陽光禮讚的能量。享用這些時練習分辨過去吃的加工食品，與如今食用的安全食材之間的不同，一想到能減少身體生化作用的紊亂，便更加放心。

人蔘、靈芝 OUT

飲食方面，衛教老師 Apple 在第一堂衛教課就叮嚀，人蔘、靈芝等富含超強免疫力的食品不適合自體免疫疾病患者食用。因為自體免疫疾病就是免疫系統失衡，造成免疫系統的自我攻擊，因此可以食用的保健食品侷限在傳統雞精和安素，即使是雞精，如果添加人蔘，肌無力病患也不適合飲用。基本上，補品、保健食品、中藥食材等幫助提升免疫力的食品，也可能造成肌無力抗體提升，進而影響病情，不建議患者攝取。[32]簡單說，自體免疫疾病患者並不適用一般人進補的觀念，過度純化萃取的保健食品，都可能讓免疫系統不穩。[33]住院洗血時，洗血護理師李小姐提到，有些病友病情下滑不是壓力、勞累或是感染等原因造成，在找不到病因的情況下，最後發現很可能是患者長期所吃的某種增強免疫力食物所造成。常見的增強免疫力食物，排行榜為洋蔥、菇蕈類、胡蘿蔔、奇異果、甜彩椒等，自體免疫疾病患者應視自己身體狀況攝取。[34]

椰子汁實驗與神聖飲食

新光醫院邱浩彰副院長曾轉載國外肌無力社團提供「飲用椰子汁減輕症狀」的訊息，資深志工 Vivian 跟一些病友實驗後發現，飲用椰子汁的確對部分病友減輕症狀產生療效，不過還是要視每個人的體質而定，體質寒性的人就不適宜飲用過量涼性椰汁。[35]多補充優質蛋白質、膳食纖維，不讓腸內菌減少，能增加腦內記憶愉快的物質血清素及多巴胺，就能減少心理疾病及過敏性疾病。[36]在享受食物時，細嚼慢嚥也很重要。[37]營養師說：「大腦需要十五分鐘才能接收到飽的訊號，如果你吃得太快，等大腦收到訊號就已經太遲了，一不小心就會吃得過多，因此吃飯最好要慢慢吃」[38]，每一口嚼二十至三十下，胃才有足夠的時間將飽足的訊息傳達給大腦，且細嚼慢嚥對於保持體態相當有助益，將食物細細嚼碎，亦能有助於防堵腸漏，腸漏症有可能引起自體免疫疾病。[39]休養一段時間，回到職場工作，有一陣子又回到過去繁忙多工的生活型態，吃飯時又總分神地看起電腦和手機訊息，想知道目前外界發生了哪些事情，因而無法即時意識到胃傳來的飽食訊息。直到有一天，匆忙的飲食引起胃部不舒服，才又想起，自己又回到過去不健康的生活型態了。於是改進起自己，三餐時間只做進食這件事，發現到其實專注飲食及細嚼慢嚥，不僅能真正體會到食物的滋味，亦很快就感覺到胃部被充滿而飽食，不會多吃進食物。心靈治療大師史蒂芬·拉維（Stephen Levine）在《擁抱憂傷》一書表示，其認為飲食是人類機械式的行為，若導入了一次一口冥想，或神聖進食冥想，學習與自己內在的欲求連結，並透過專注飲食，開發覺知自己的無意識活動，人類不再單純因飢渴而飲食，因專注覺察而改變了純粹下意識的制約行為，成為具癒合力的覺知律動。[40]

從一塊蜂蠟布說起

流竄的環境毒素與排毒

唐娜．傑克森．中澤的《自體免疫戰爭》中，大量描述自體免疫疾病與環境汙染之間的關係。[41]身體炎症來源，可能來自：空氣、水汙染、殺蟲劑、食物添加劑、藥物、化妝品、居家或工作場所的化學物質及毒素。[42]這些干擾內分泌的化學物質無所不在，[43]像食品及用具造成的環境汙染殘留物，或稱環境賀爾蒙、內分泌干擾素，包括：農藥、動物用藥（如：抗生素、賀爾蒙）、戴奧辛（含氯有機化合物）、多氯聯苯、重金屬（如：汞、鉛、鎘、砷）、王基苯酚（清潔劑）、塑化劑、雙酚A等。[44]

談談環境對自體免疫疾病可能造成的影響，人體接觸毒物的管道分為三類，一、從口入的飲食；二、由鼻入的呼吸與嗅聞；三、由皮膚而入的毛細孔管道。前述章節已說明現代生活食品工業及食品添加物對人體可能造成的危害，進而再思考生活器具及用品可能產生毒素，影響人體健康。臺灣外食盛行，在一般飲食店及小吃店，即便是價位較高的餐廳，處處可見使用美耐皿（melamine）的餐具、塑膠湯匙等。塑膠類食器盛裝熱湯熱食容易產生塑化毒素。假如打包外帶使用塑膠餐具，更容易溶出塑化毒素。[45]

注意到環境對人體的影響力後，了解到食器可能產生足以影響人體的毒素，我開始使用食品級不鏽鋼材質的便當容器，逐步減少使用消耗性用品的次數。到超商購買茶葉蛋、地瓜及咖啡等熱食時，其提供的紙袋、紙盒及紙杯也不能大意。紙類食器通常會塗上蠟或塑膠，其中可能含有塑化劑或雙酚A，[46]尋求起是否有替補用具，發現注重環保、提倡減少使用一次性丟棄式用品的人士，推廣使用封蠟布來代替保鮮膜，也可用在購買食物時。保鮮膜容易釋放毒素，[47]在尋找替代性用品時，也報名封蠟布的製作課程。

塑膠製品即使處於低溫，亦會釋放塑化毒素，毒物專家吳家誠教授鼓勵大家，生活用品盡量少用塑膠製品。[48]其他方式包括：使用蜂蠟布為食物袋、使用環保的布衛生棉取代拋棄式衛生棉。[49]盥洗用品如洗髮精和沐浴精，含有多種合成界面活性劑、矽靈、柔順劑、香精、色料、定香劑，[50]可改用手工皂。市面清潔劑也含多種化學成分，若改以天然成份，[51]如醋、食用小蘇打、檸檬酸等，或自製清潔用品，穿著天然材質衣物，都有助於遠離化學毒素。新衣服使用前也須先清洗幾次，因衣物製程所造成的化學物，殘留多達上千種以上。[52]推動環保用品材質的「小事生活・無塑生活空間」，或是「晴空手作皂」，從布衛生棉、竹牙刷、洗髮手工皂都有附說明書，主要是讓購買者在改變生活習慣的過程中，對與過去不同的清潔用品使用方式，能有進一步的認識，包括：洗髮手工皂不如市面洗髮精能輕易產生大量泡沫、布衛生棉如何使用與清潔等等步驟說明。

另一方面，體內的毒素可透過有氧運動、韻律舞蹈、健走、爬山等運動，促進身體流汗排毒，或是做三溫暖、蒸氣浴、紅外線桑拿排毒等。[53]毒素多會儲存在脂肪，如果能排出油汗，將更容易排出的毒素。運動或蒸氣浴後則要立即清潔，使用手工皂搭配熱水澡，將排出在皮膚上帶有毒素的油汗清潔乾淨，才不會等油汗乾於表面，又被身體吸收回去，最終沒有達到排毒效果。[54]

環保與永續生活

我從食器開始，注意到生活用品上的健康選擇，意外與環保連結，加入各個不塑、減塑社團，互相交流，對於有哪些商家使用鐵路便當盒，或是食器使用瓷器而非美耐皿。不少店家對於「不塑之客」自備環保食器，提供扣除二元費用，或是份量多給的優待，如今社會對於環保的客人是越來越友善的。「台灣減塑教主」洪平珊（阿好）在TED上發表的「垃圾越少，越快樂：不逞強減塑生活」演講中談到從一包洋芋片開始的減塑生活思考。阿好發現每當情緒不好或壓力大，就會購買一包洋芋片，而當執行減塑生活時，因為洋芋片的塑膠包裝讓她卻步了，反而學習積極面對自己的情緒與壓力，或找到替代性的方案。因此她認為，減塑生活並不是減少垃圾的比賽，而是每一次面對生活上的選擇，都能意識並面對自己的恐懼，突破限制性信念，往生命更深層境界走去。[55]或是國外環保人士柯林・貝文（Colin Beavan）撰寫的《環保一年不會死》，紀錄了一年內從零垃圾（購買無包裝飲食）、零碳運輸（騎單車、不搭電梯）、永續飲食（當地及當季食物、素食）、永續消費（換物、二手物），及不插電各個階段。柯林・貝文透過實際體驗零污染計畫，在執行過程中探索省思：「我們該如何生活？」目前人們視為理所當然，於生產及使用過程中破壞地球環境的各種便利品，有多少是必要的？這些真的帶給人類幸福嗎？又有多少是淪為金錢或貪圖一時便利的奴隸？在這個長期實驗中，他面對自己的弱點，認為最困難的是「改變習慣」，學習過與以往不同的生活。[56]對我而言，疾病是我走向環保的起點，[57]讓我思考到人類與自然、地球之間的關係，如同我身上的腫瘤們想「修行」一樣。在這樣的大環境中，感覺自己正像異化的細胞逐漸化身為腫瘤，因而深刻思考起減塑生活、永續生活，避免危害大地之母，想以自己為起點改變世界。也許是一簇瑩瑩之火，依舊能愛護環境，為生態注入光明。

現代加工食品，帶給繁忙的現代生活許多便利及低價的食物，但同時也帶來許多健康的隱憂。在卡爾．歐諾黑《慢活》一書介紹到「慢食」，有越來越多有機小農的誕生，其重視新鮮、當地、應時食材，以自然農業或是有機栽種，沒有殺蟲劑及農藥等汙染源，不進行食物的基因改造；家禽方面，也有放山土雞，取代工業化短暫餵養的飼料雞，這些慢步調耕種與飼養的食材，讓生活進一步與環保、生態多樣化做更深的連結。[58]第五十屆美國休士頓國際影展（WorldFest Houston）紀錄片類獲白金獎的「重返里山（SATOYAMA）」，[59]講述苗栗通霄田鱉伯的故事：田鱉伯住在苗栗郊山，其世代務農。隨著高速公路的興建，道路穿越田鱉伯的埤塘與水田，影響了當地生態環境。然而調查人員在田鱉伯的水田發現大田鱉正在產卵，其為物種復育的指標。為了友善環境，田鱉伯採友善種植法，不再噴灑農藥及殺蟲劑，與鼬獾、白鼻心、角鴞、石虎、竹雞等物種和諧共生。[60]

台灣主婦聯盟生活消費合作社，長期推動蔬菜減硝酸鹽運動，人們可以更瞭解蔬菜種植，食物、土地、環境等與人類之間錯綜複雜的關係。蔬菜減硝酸鹽運動是由創社元老林碧霞博士所發動，契作的農友雖採有機種植而非化肥，但施用過量、急於收成，反倒造成蔬菜硝酸鹽含量超標。蔬菜的硝酸鹽來自氮肥，植物會儲存在體內成為養料，但為人體所食用，則可能與食物中的胺類結合成致癌物質。主婦聯盟減硝酸鹽運動也讓農友在種植過程中發現：唯有拉長蔬菜成長時間，接受充足的日照，放緩其生長速度，才能長成風味十足又讓人食用健康的蔬菜。[61]除了有機種植，日本有福岡正信、[62]河名秀郎、木村秋則等人推動自然農法、自然栽培，讓蔬果自然生長，既沒有化肥，也無有機肥料，這樣環境下長成的蔬果呈現淡綠色，長期放置並不會腐爛，只會漸漸枯萎，甚至自然發酵，有著大自然賦與的奧妙生命力。[63]自然栽培、自然農法，除了是一種善待大自然、與大自然共存共榮的方式，也是緩和地球暖化及氣候變遷的友善種植法。[64]

台灣樸門永續設計學會（Taiwan Permaculture Institute）的設計師之

一亞曼（唐嚴漢），原本是位商人，經過身體疾病，也是因為健康的因素，執行樸門永續生活。[65] 樸門（Permaculture）是由Permanent（永久的）、Culture（文化）、Agriculture（農業）幾個字彙所組成，源於澳洲，由師生比爾・墨立森（Bill Mollison）及大衛・洪葛蘭（David Holmgren）模仿大自然所發展出的全球永續生活運動。[66] 樸門是有意識地設計與維護一個具有農業生產力的人為生態系，其中一項永續設計的核心策略，就是將食物生產的系統重新帶回城市。樸門最為人熟知的「食物森林」，就是與大自然共存的懶人農法，都市人可就近利用小空間陽台，就能使用盆栽種植出可食地景（Edible Landscaping），讓原來處在速食、塑膠文化的消費者，再次成為生產者，也是在地飲食運動、永續生活的起點。[67] 我也開始在陽台上種花草跟小菜苗，弄花花草草，親近一小片自然，覺得身心開朗。喬許・雅克斯（Josh Axe）醫師建議多接觸土壤，自己種菜，不要過度清潔消毒，讓體內保持好菌與壞菌的理想平衡。[68] 無獨有偶的，戴芙妮・米勒（Daphne Miller）醫師在《好農業，是最好的醫生》一書，透過探訪各地農場思索醫療，並建議多接觸土地、蔬果與牲畜，參與市民農園社群，維持人體內生態平衡。[69]

瞬息變化情緒的臉

衛教師 Apple 在第一次衛教課程結束前，透過衛教小冊子的最後結論及注意事項，提醒情緒會影響肌無力患者病情。肌無力病患在病情尚未穩定時，很容易受天氣影響，陰天、下雨，或氣溫過悶、過熱，都會造成肌無力病患不適，當不舒服的感覺影響情緒，進而讓病情不穩定或加重。除了外在環境變化的因素，還有人際關係糾葛所造成的大悲、大喜、大怒等情緒上的高度起伏，同樣也會造成肌無力病情的加重或復發。洗血時，洗血護理師提到，有緩解的MG人，因親人過世，過度悲傷，抗體過高而須洗血；臉書上病友因長期豢養的寵物過世，為避免影響病況，告訴自己只能難過兩天。這些MG人學習在情緒上自我節制，努力與MG共處。在性情中人有血有淚的率直性格內，增添了自我戒律的美好德行。情緒作為主要影響肌無力病患病情的因子，也讓肌無力症有「心情病」的別名。

當提到情緒時，大家都能隱約意識到指得是什麼？但真正要定義「情緒」，又似乎沒有那麼容易？對此呈現隱晦模糊的界線。情緒包含三要素：身體感受、認知或思緒、表達性的反應。[70]情緒可分為自動歷程及意識歷程。自動歷程由視丘到杏仁核再到下視丘，啟動自主神經系統的緊急戰或逃反應，及內分泌系統的長期壓力或焦慮反應。意識歷程則由視丘到理性中心大腦皮質，再到情緒中心邊緣系統，才至下視丘，同樣啟動自主神經系統與內分泌系統。[71]杏仁核為情緒的前哨，甚至在大腦皮質還沒有理性分析狀況時就能做出反應，也是可能造成情緒失控的原因之一。所以丹尼爾・高曼（Daniel Goleman）在《EQ》一書中認為，杏仁核（情緒中心）與大腦皮質（理性中心）的互動，是構成EQ的關鍵。[72]

情意神經科學家理查・戴維森（Richard J. Davidson），透過詳實的實驗，研究大腦機制與人類情緒，發現情緒型態由六種向度組合，包括：回彈力（回復快或慢）、展望（正向或負向）、社會直覺（不諳世故或善解人意）、自我覺識（遲鈍或敏銳）、情境敏感度（失禮或得體），與注意力（聚焦或分心），這六種向度構成我們的情緒圖紋，也是個人大腦情緒生活的基礎。理查．戴維森經由靜坐冥想的實驗，發現心智訓練可改變大腦神經迴路，強化同理心、慈悲心、樂觀及幸福的感覺，進一步瞭解到靜坐冥想對情緒管理有很大的助益。[73]

在茱迪斯．歐洛芙（Judith Orloff）心理醫生的《讓情緒自由》一書中，將正負面情緒區分出來，從「害怕」而來的負面情緒包含：憂鬱、孤單、焦慮、憂愁、低落、猜忌、忌妒、憤怒等。從「愛」衍生的正面情緒包含：勇氣、耐性、連結、內在平靜、希望、自尊、同情（慈悲心）。[74]病患在身體狀況不穩定下，身體的病痛很容易引發負面情緒，茱迪斯．歐洛芙結合傳統醫學、直觀、能量及夢境，希望轉化負面情緒，進而得到情緒上的解脫。從面對恐懼，建立勇氣；面對挫折感與失望，建立耐性；面對孤單，建立連結；面對焦慮與擔憂，建立內在平靜；面對沮喪，建立希望；面對猜忌與忌妒，建立自尊；面對憤怒，建立慈悲心。[75]

王佑驊醫師在《不開心，當然會生病：情緒排毒治百病》一書介紹了多種排除負面情緒、強化正面情緒的技巧，包括：ＥＦＴ情緒釋放技巧、消除不愉快記憶的ＴＡＴ技巧（達帕斯指壓技巧）、創造正面與積極的ＴＴＴ技巧（太陽穴敲打技巧）、愛自己的鏡子法等。ＥＦＴ情緒釋放技巧來自蓋瑞．克雷格（Cary Craig），蓋瑞是羅傑．卡拉漢（Roger J. Callahan）醫師學生，並將羅傑醫師的ＥＦＴ技巧簡化，成為廣為流傳的ＥＦＴ情緒釋放技巧。當有負面情緒時，ＥＦＴ輕敲八個部位，釋放負面情緒，包括：眉心中間、眼尾、眼睛正下方、人中、唇下、鎖骨下方、腋下、頭頂。敲打的八個部位都連接中醫經脈，依序是膀胱經、膽經、胃經、心包經、任脈、腎經、脾經及督脈。消除不愉快記憶的ＴＡＴ技巧則是按壓左右眼眼頭（睛明穴）及印堂穴。[76]

來自谷底的喜悅

正向樂觀與負面悲觀的態度，其實是相對想法。看到半杯水，有人說已經半滿，有人卻覺得還不到一半，用有半滿杯水的觀看角度，更容易擁有正向樂觀的態度。護理界翹楚徐南麗博士自身罹患乳癌，卻透過正向思維改變生命的能量，積極樂觀與癌共處。[77]而目前有些罕見疾病尚無藥物可以醫治，如早衰症，美國少年山姆．伯恩斯（Sam Burns）就是罹患無藥可醫的早衰症，但是山姆保持樂觀的人生態度，在演講上分享他的快樂人生哲學。[78]艾美．穆琳斯（Aimee Mullins）天生腓骨畸形，從小就膝蓋以下截肢，然而她是美國殘奧會短跑冠軍，一九九九年成為模特兒，更被《人物》（People）雜誌評為全球最美的五十人之一。因為義肢，艾美．穆琳斯可以擁有不同的身高，她更正面思考地想：「沒有義肢，我便無法成為模特兒。」她雖被定義的殘疾人士，但在當代，她重新定義身體的意義並發揮她的內在潛能。[79]

用正向樂觀的態度面對人生的衝擊，當人的境遇跌到谷底時，能努力慢慢回到較佳的情況，即使對外人而言，只是一丁點的小進步，自己亦能從中得到鼓舞。肌無力症患者在經歷呼吸、吞嚥都感到困難的情形下，當經過緩慢的康復過程，對於漸漸能夠順利呼吸、好好飲食，自己穿衣、梳洗，即便是對一般人簡單不已的生活瑣事，都會從中感覺到幸福與喜悅。有位病友因經過長時間才確診，從病床上不能動及呼吸困難，再到能自主呼吸與行動，這段改變已讓她覺得夠好了，能開心度過每一天。[80]有陣子口腔無力的Jenny，經過治療，可以鼓起腮幫子漱口，開心之餘，在臉書分享她的喜悅，希望把正能量跟著傳遞給其他病友。[81]

自癒功能中的免疫修復與新陳代謝，是受潛意識控制的，如果要發揮最大的自癒功效，保持心境放鬆是最好的。內在思想與情緒會影響人的自癒能力，當充滿正面思想、心情放鬆愉快，自我療癒速度也能達到最快，復原效果亦就最好。相反地，如果處於負面思想或絕望的壓力情緒下，自我療癒能力也會大打折扣，復原速度也相對緩慢。[82]保羅．布倫納（Paul Brenner）醫師甚至認為，緊張、焦慮、壓力及恐懼的情緒是造成慢性病的原因。[83]茱迪斯．歐洛芙醫師也表示，因為身體聽得到心的聲音，讓自己被負面思想控制等於背叛了身體，甚至產生自體免疫疾病，身體會自己攻擊自己。[84]培養慈愛、溫柔、接納，和寬恕、樂觀、自我效能、積極投入等正向情緒，都能有助於提升及增強自我的療癒能力。[85]

你在內心養了一隻壓力獸嗎？

你在心裡養了一隻壓力獸嗎？這隻野獸會反過來吃掉你自己！據相關調

查及研究顯示，疾病大多來自壓力。[86]壓力是身心對於任何擾亂平衡的改變所產生的自然反應，當我們的認知與期望不符時，壓力就會產生。主要是因為人對於身體、工作、金錢、人際、家庭等面向都有所期望，若做不到或得不到，就會造成一種欲望，現實與期望之間的落差，形成了負面情緒，更成為壓力的來源。[87]

壓力會刺激體內兩個系統，造成自律神經系統及內分泌系統的失調。自律神經系統會透過交感神經，釋放大量神經傳導物質，驅動打仗或逃走的反應。內分泌系統即下視丘至腦下垂體至腎上腺的HPA軸反應，長期運作免疫系統會造成身體的耗損。[88]當代社會追求速度與永呈匱乏的文化，讓過去人類只有威脅性情境才會有的攻擊及逃離壓力反應，變成長期慢性壓力的來源。現在社會的生活情境，造成人既無法攻擊也無法逃離壓力的情境，長期處於壓力之下，造成身體的失衡，進而引發疾病。新光醫院第二次團體諮商，談到「壓力」這個課題，有位眼肌型女性談到，肌無力症患者就是抗壓性太好，容易把壓力放在自己心上，讓外人看不出來。喬．卡巴金博士認為，當代社會脈絡下，許多人面對壓力的反應就是盡可能壓抑，努力在別人面前佯裝沒事，唯一能埋藏壓力之處，就是自己內心深處。[89]當代社會面對壓力情境，常聽到的是「抗壓」，但對抗或壓抑的結果，可能讓壓力透過各種形式不斷出現，不管是身體上的病痛或是負面情緒的流竄，都會讓人處於身心不平衡的狀態。如果轉念以「紓壓」的方式，透過信念及價值觀系統的轉變，重新去設定自我意識及潛意識思考模式，改變心念，用更寬廣的角度及視野去面對生命，才能讓身心重回平衡、協調的狀態。[90]

正念減壓

轉念讓人看見事件樂觀的一面，而不讓悲觀的負面情緒影響自己。擁有正向態度價值觀的人，也擁有較佳的自癒能力，樂觀、慈悲、笑看人生的心理素質再再影響身心之間的動態平衡。在前述情緒的部分，也談到正向到負向態度選擇，攸關自我情緒的調適。除了正向態度的抉擇，來談談「轉念」到「正念」的變化：「轉念」是一種思維創造性的開發，從不同的角度與立場看待事物，「正念」，卻是超越思維，一種跳脫思維的創造性後設態度。正念的「正」，並非源於正向思考的「正」，而是源於佛陀所提出的八正道之「正念」，八正道是佛教趨向解脫道涅槃，目標正確的身心行為。正念超越思考，無論你想不想要，唯有「此時」、「此處」才是正念不斷展現的舞台。[91]正念離開思想、思維的運作，透過觀察與保持中立的體驗態度，對身體、心理的時時變化，保持覺知，對自己身心保持動態的平衡。不落入憂傷、恐懼與憤怒，也不落入喜愛、期待、與追求，這樣的能力建立起來心的紀律，讓學人獲得前所未有的自由，不再受制於自我身心的起伏，還擁有一種心理韌性的質素，心的紀律培養高度的自我效能。[92]

喬・卡巴金博士在麻州大學醫學中心內科成立了減輕壓力診所，專門教導病人如何進行正念的練習。他將佛教禪修的技巧帶入西方的主流文化，讓剝除靈修內涵及宗教外衣的正念禪，回應醫院中受苦大眾的需求。[93]時代雜誌在二〇一四年推出「正念革命」專題，近年在西方主流文化中蔚為風潮，溯及正念減壓的源頭，內涵來自南傳上座部佛教傳統，台灣屬於這一脈傳承的如台灣內觀中心，[94]師承葛印卡（Satya Narayan Goenka）、烏巴慶（Sayagyi U Ba Khin）老師。十年前，曾參加過中部新社地區三次十日禪觀，包含身體掃描、慈心觀等，是一種非常質樸的禪修方式。下一小節將介紹的馬哈希禪法傳承，是我發病一年後接觸的有趣禪法。

正念的操作性定義：「透過有目的性地將注意力放在當下，而培養出時時刻刻，沒有價值判斷的覺察。」[95]正念減壓計畫包含：身體掃描、坐禪、健身瑜珈，有技巧的介紹寂靜、觀照、正念等方法，讓人從感官對外不斷抓取的生活方式，回到往內凝視的存有方式，是一種嶄新觀照事物的方式。[96]觀察呼吸與思緒，當念頭升起，心性的洞察力會把念頭看成是掠過天空的白雲，不須去佔有，也不須操控之。[97]喬．卡巴金定義禪修為學習觀照事物的真實面目，以及學習與萬物自在相處之道。[98]每天四十五分鐘的禪修無為練習，如放下念頭、尋回初心，不費力追求，不評判一切的品質，這些練習不是技巧，而是一種生活方式。[99]正念減壓基本原則，盡可能保有更多留白，而非將其填滿。[100]正念幫助我們阻斷反射性的「打鬥或逃跑」制約，能更全面的覺察選用其他可能的回應。[101]最後，將禪修延續在生活的每一刻，是一種存有的方式，一種產生正念品質的能力，經由不間斷的覺察，把你所有的生活變成你禪修練習的表達作品。[102]

不斷覺知的核心是練習平靜，平靜是在兩極之間找到中間點，然後從這一點凝視兩極不斷交錯的節奏。平靜使我們看見現象而不加以評斷，不做激烈的反應，沒有正向或負向，不從任何一方來認同自我。[103]平靜的中庸之道，如同達賴喇嘛描述心性的廣袤力量：「心性的真實本性是寧靜，寂靜是伴隨著心性的本然狀態而來，我們收剎不住流竄的念頭，我們要做的只是保持在本然狀態的寂靜感之中。」[104]正念減壓從身體掃描及坐禪禪修，逐漸擴展至生活的每個時刻及層面。在心理學家鍾灼輝的自療實錄中，結合正念認知療法與生活美學，展開心五道之正念認知療法。[105]五道包含書、茶、樂、花、香，在進行心五道正念認知療法前，內觀放鬆法[106]及正念意象法[107]是其基礎，心五道藉由文化藝術修養心性於生活，身心回到平靜放鬆的狀態，透過五感合一學習正念，學習以不批判的態度對待外在人事物，有覺知地活在當下，以另一種平等認知方式體驗自身與世界，藉由品味生活美學，涵養生命意境。

美麗心力

發病一年左右，我接觸了上座部傳承的馬哈希禪法，參加原始佛教正法中心（MBSC）及馬哈希寂靜禪園每月一日禪的禪修課程，是都市叢林生活裡，淨化內心的喘息。大越法師在一日禪的開示中說：「馬哈希禪法是內觀的智慧禪，不是思維分析或想像。全部都是心全然的體驗。」大越法師跟隨馬哈希禪師的弟子班迪達法師，班迪達法師以精確、勇悍禪法聞名。大越法師開示也要求禪修者運用目標管理來實踐禪修方法，並認為修習禪法像是一場值得的投資，只不過是花時間、精力及心力，而非金錢的投資，是一場自我身心的投資。

馬哈希禪法分為坐禪、行禪，行禪時，透過默念左步、右步，提起、放下等，及精進心專注於腳踝以下的感受。坐禪觀察腹部的起伏，心置於一處，當有思維、貪愛、瞋恨升起，予以標記和默念，拉開心與情緒、思維及感受的距離，透過標記和默念的練習，與自己的情緒、思維及感受面對面。如果不是在禪修，心便與這些個人的情緒、思維及感受連在一起，心沒有自己的面目和自由。接著，看著標記的感受、思維及情緒，持續的變化、增強、減弱，不變至消失無蹤。透過標記和默念，心彷彿退一步看到原來認知的感受、思維與情緒，在時間中，都在瞬息變化，也就鬆動人沉浸在其中的本能制約反應。心透過體驗，離開貪染與執著，也遠離對憤怒、瞋恨的勒索，持續用精進力及心力執行這三段式的觀照。標記、默念這些貪愛、瞋恨，思維與感受，讓心平衡，保持中立與中道，不僅保護自己，也保護了別人。

行禪分為三階段，將心置於默念，默念右步、左步；提起、放下，提起、推前、放下。精進心只專注於腳踝以下的範圍，腳部在行進中的變化須要持續訓練心力，才能更有穿透力與覺察力。行禪中，默念右步後，才提起右腳行進，執行右腳的行進動作，以心的精進力觀察右腳腳踝以下的感受，現在是緊、鬆、熱、冷，皮膚與空氣接觸的感受等等；行禪不用有太大的空間，在一個小距離間迴轉，停下來時，默念站、站、站三次，每一次默念完，都觀察站著的感受。人很少會慢下來感受自己的實存，如今透過仔細的觀察，覺知整體站立的感受；接著默念轉，身體再開始進行轉身的動作，進行三次默念及轉身動作，覺知身體與空氣間的接觸，及轉身的感受。[108]

智慧禪法開發美麗心力，在心的體驗中，體驗身體，感受、心的倏忽變化，極微細的體察身體，現代人習慣強度極大的刺激快感，心力的敏銳度變得遲鈍，因此須要打磨心力，原本只能粗略感受到身體大範圍的感覺，慢慢能體驗到更細微的微妙變化。坐禪、行禪看起來跟一般活動很不相同，但在這些看似靜態或緩慢動態的活動中，其實有非常多細膩之處，平時人在活動時甚少去覺知感受，況且依著每個人不同的習性，也會有不同的體驗。我是個喜歡思慮的人，經常思維未來規劃，設想一段時間之後，恍然發現自己的心落後於思維，才標記與自己的思維面對面，須練習心力更快的覺察與精進。[109]所以這些禪修活動中，外人看來像是緩慢行進或是安住不動，其實行者的心正觀看著自身存在各種生起消逝的現象，正如人世間萬事萬物無常不變的本性。

行者只有在緩慢下來，練習心的專注力，才能覺知，這些在日常生活中很難覺察的細微，透過川流不息的感受變化，還有喋喋不休的自我對話，當標記身體（冷熱）、感受（痛癢）、思維（思索計畫），開放全然體驗及感受，即使是被迴避的情緒或感受，如憤怒及悲傷，在禪修時，都將無法逃避，這些部分都需要被接納，才能讓自己更完整。[110]透過正念轉化四原則：辨識、觀察、接納、不攀緣，[111]將能更慈愛的面對自己與他人。持續鍛鍊心力，開發覺知的能力，禪修像是一門術科，像雕刻師不斷打造個人作品，當禪修力運用純熟，看見己身的構成與剎那變化，反身自照，禪修力便像一種工具，拉開自己與情緒、壓力、思維的距離，並以不檢擇的平衡態度，創造出一種後設以覺知建立起心的紀律。這樣心的紀律是心理韌性的極致，對貪愛、憤怒的情緒不檢擇的平衡態度，實踐生命軌跡，讓行者之於順境不貪染，對於逆境處之泰然，這也是大越法師在每一次一日禪結束前，鼓勵學員的話：

「經過今天一日禪，每位禪修者又戰勝自己一次！」

第五章：療癒：成為完整的人

創傷療癒

空花水月的人生

發病到拍攝電腦斷層，發現有腫瘤需要手術，整個過程演變進展迅速，讓原先人生規劃與進程闖入一段連想都沒想過的經歷。適應起人生重大變化，有時會懷疑這些經歷是真的嗎？住院期間與好友分享這些感受，覺得一切像夢，有著空花水月的不真實感，跟她說：「我的病歷資料中，胸腺腫瘤影像，那真的是我的嗎？九點才拍完斷層掃描，十點看診就有腫瘤，會不會是弄錯了？斷層攝影結果是別人的，會不會手術完發現胸腺沒有腫瘤，白忙一場？」好友對我的幽默感感到好笑，要我別胡思亂想。手術完，經朋友的見證及照片記錄，都證實我體內果真有腫瘤，也在四、五月收到兩張重大疾病證明。

人際關係的糾結與變化

重大疾病的創傷，除了身體上的明顯徵狀，病人自己都有一種突然經歷、尚未接受、甚至否認等的心理狀況。依著這個事件，所有人際關係，從親人、友人、或工作上的關係都隨之變化。面對病人的身心改變，周遭的人同樣也需要面對與因應。病人除了要透過治療穩住疾病的進程，也背負著復發的陰影，同時要不斷適應因疾病帶來的周遭人際關係變化，這些變化對個人可能是感謝與感恩，也可能是創傷或苦痛。

病友大哥有一次在臉書上說，身邊許多女病友因罹患肌無力而失婚。親人是罹病後最直接影響的關係人，患病依嚴重程度呈顯對家人依賴度的需求，在這些親密關係及家屬關係調整與變化裡，持續反應過去家族成員情感之間的互動，有可能因為疾病讓家人之間的關係更緊密，也可能讓過去懷有裂縫的婚姻關係，破碎而告終。

一旦確診重大疾病，如蘇珊・桑塔格（Susan Sontag）所言，即被迫與健康人區開分來，進而影響職場上的發展，甚至帶來不公義的對待等。[1]病友吐露自己在職場的心聲，身體狀況不堪過重的壓力，卻為了保住工作，除了不斷加藥穩定病況，就是尋求洗血以快速排除抗體治療，儘管如此仍擔心留職停薪，被迫離開現在的工作環境。有病友分享，原有升遷機會，但因考量目前疾病控制情形尚未穩定，身體狀況無法因應隨之而來更大的業績與壓力，主動放棄晉升機會，內心的失落與無奈可想而知。部分病友病況嚴重，康復緩慢，無法重回職場，病友間也會互相幫忙，協助其能在家工作，利用網路販賣商品，以利用有限體力，賺取微薄收入。[2]

創傷的面容

這些伴隨重大疾病而來的創傷，如失婚、失業等人際關係的斷裂與傷痛，病人想方設法努力通過這些考驗，重新檢視自我價值，並開始新的人生。

新光醫院肌無力俱樂部舉辦的醫學講座與聯誼活動，邱醫師在講座中提到，患病包含五個階段：開啟變調的人生階段、陷入囹圄般困境的階段、掙扎人際關係的糾結、設法穩定帶病的生活、建立新的自我價值階段。[3]

有些創傷較容易走過，有些卻讓人怎麼也走不出來。對我而言，容易走過的創傷如：在經歷人際關係的新創階段，經常需要擁有私密空間，獨處流淚，哀悼逝去的關係或感情，透過流淚，洗滌心裡的創傷，慢慢隨時間療癒而撫平結痂。即使再次想起創傷與不適，痛楚或心酸也漸漸淡去、遠去，不再深刻影響我。

至於有些創傷光是想到，沉重如石頭般，卡在心頭上，沉甸甸的、怎麼也通不過，也不知如何反應，到頭來只能置之不理，以致於創傷一直都在，每隔一段時間就會浮現，如此一來也就帶來負面的想法與情緒，將怨與恨留在自己身上，最終傷害的還是自己。若能積極的去處理，嘗試從創傷中走出，不管是放下、接納、整合到自己的生命經歷裡，都是宣洩的出口，人生才能帶著力量與祝福繼續往前走。

令人驚奇的系統排列

讓愛流動工作坊

一位接觸心理療法的朋友小芃，曾跟我提過「系統排列」，在排列的場域裡，潛意識流動觸發她走出心理創傷。聽起來有點神奇，她也說：「唯有實際親自體驗，才能知道我說的是什麼！」因此我持開放的態度參加了工作坊，想試試潛意識流動能量場，是怎麼帶動關係的流動，進而帶來對創傷的開放或接納。家族系統排列源自於家族治療時，有時家族成員因故未能參加，治療師便請助理代表家族成員加入，奇妙的是，助理對代表對象一無所知的情況下，竟然可以說出代表者的感受。德國伯特．海寧格（Bert Hellinger）經過實驗，綜合家族系統排列的雛形，發展成一套可操作的心理學模式。[4]

在二〇一六年十月十六日參加系統排列四人幫（Systemic Constellation Gang Of 4）的「讓愛流動工作坊」。當天來了三位老師，擅長團體引導技法的盧老師、穩重的楊老師，及自稱帶著巫人血液的 Ewam 老師。參與者除了我，有朋友小芃、一個經常參加且熟悉系統排列的大姊、一位從事心理方面領域，留著小鬍子的先生，一共四人。上午自我介紹後，談到自身罹患兩項重大疾病，衍生且經歷人際關係的創傷時，語氣不免哽咽，也坦承自己對現在參加的活動完全沒有概念。當天安排了一個即興形式，每個人都有機會練習，沒有固定的表現形式。就這樣，每個人在彼此不知各自想排列的議題及角色設定的前提下，我觀摩了兩人如何把自身問題運用系統排列，從中看到潛意識能量訊息場的神奇運作，困惑的問排列案主小鬍子先生：「為什麼？」他說：「十年前，我也問為什麼，現在知道就是這樣！」感覺這已經不是意識層面的表現，也不是用想法或語言的溝通，更特別的，這些代表可以是死去的親友，或者非人物角色，可以是事業、金錢、任何議題。接著，大姊很大膽的選了我，雙手放在我肩上設定角色後，便進入這個系統排列場，我逐漸進入狀況，隱約感覺能量訊息，而對場中的其他代表產生感覺與反應。

輪到我時，我決定把 Ewam 老師留下來，不進入排列，因為當排列過程有疑問時可以請教。設定好四個人的角色及位置後，我問 Ewam 老師：「我可以問他們問題了嗎？」我問代表造成創傷事件的主要關係人：「為什麼？」當時，我以為所有的人都變成了乩童，代表案主設定的關係人，可以回答出我想知道的原因或答案，但 Ewam 老師搖搖頭說：「不是這樣問，要問『你現在有什麼感覺』？」接著，我問代表我的盧老師：「妳可以走過這一切嗎？」Ewam 老師又說：「要問『你現在有什麼感覺』」？」盧老師表示覺得很暈很想吐。直到結束系統排列後，盧老師解釋：「壓抑才會有頭暈想吐的感覺。」

當我這個系統排列新手已設定完創傷事件的所有關係人，系統排列能量場的關係流動卻沒有出現。Ewam 老師主動擔起排列師的角色，讓尚未上場的大姊進到系統排列場，將大姊設定為軸心，當出現大姊為軸心角色時，Ewam 老師看著我說：「妳眼眶泛淚。」我潛意識直覺大姊代表的就是創傷事件，那些我還未走出的創傷事件，我開始不願直視大姊，並淚流滿面的用力說：「這件事都已經過去了，過去了！」這些話就是我的意識層面想告訴我自己的，實際上潛意識並沒有走過這個創傷。我的情緒激動，不由自主地不斷流淚，Ewam 老師引導我深呼吸，把情緒平穩下來，要我看著大姊的眼睛，與大姊的角色，也就是這個創傷事件說：「我看見你了！」

我看見你了，我會在心裡留一個位子給你

基本上，我是一個自主性很強的人，Ewam 老師的一句話卻點出我淺意識不願面對這個創傷事件，並且說：「我不想看。」了解我的潛意識並不想面對這個創傷事件，Ewam 老師接著說：「你把我留下來（不排列進去），是不是要我幫你？」我情緒未穩的不停點頭，臉上爬滿淚痕，Ewam 老師又說：「看著大姊的眼睛，跟她說『我看見你了』！」我望向大姊，語氣含糊，口中像含著滷蛋說：「我看見你了！」Ewam 老師口氣溫和，但更肯定的說：「看清楚大姊的眼睛，把話講清楚，把話講到心裡去！」我照著 Ewam 老師的話做，直視大姊的眼睛，大姊眼神裡充滿鼓勵與關愛，在這個時刻，我深刻地感受到家族系統排列的核心用意，讓愛流動，而我真的感受到代表我的盧老師、排列師 Ewam 老師、以及代表我的創傷事件的大姊，他們對我的關愛能量在場域裡流動和鼓勵，讓我有勇氣面對及療癒創傷。於是我認真的跟著 Ewam 老師的話，一字一句清楚的說：「我看見你了，我會在心裡留一個位子給你，這一切值得了！」

照著 Ewam 老師的話說完，想到還有許多不解，我又問了：「為什麼？」Ewam 老師說：「不要用頭腦想，把話講到心裡！」我再次認真的看著大姊，牽著代表我的盧老師，把這些話用心的講了幾次，大姊和盧老師都說他們心裡聽到了，便完成了整個療癒的過程。接著獨處的幾天，一想到 Ewam 老師要我說的「我看見你了，我會為你在心裡留一個位子」，我就忍不住流淚，彷彿回到創傷療癒的當下，慢慢的，創傷帶給我難以承受的苦楚離我遠去，鬱悶難受都藉著淚水逝去，這些作用都發生在系統排列，在此深深感謝當天一起參與這場療癒過程的老師與朋友。

創傷療癒的力量

罹患癲癇的俄國大文豪杜斯妥也夫斯基曾說：「我只害怕一件事：我配不上我的苦難。」生命中的創傷可能成為負面情緒來源，成為破壞性的能量，在身心中翻攪、作亂，摧毀自身的平衡，憤世嫉俗讓人走不出暗黑的漩渦與陰影；但也可能成為自我療癒的契機、自我成長的開始，是邁向另一個人生方向的指引，更可能轉化為貢獻社會的力量。而這樣正反的結果，端視個人如何取捨與轉化，還有個人面對苦難、創傷的態度與抉擇。選擇第二條道路，將憤怒、傷害轉為動力，透過慈悲與愛撫平傷口，重新連結自己與他人之間的能量，能對自己與世界做出貢獻。[5] 像本身就是肌無力病患，緩解後積極投入志工行列；或五十七歲罹患罕見多發性骨髓瘤末期的蔡合城先生，其感恩癌菩薩，帶給他新生命與新使命，雖出生貧困礦工家庭，仍積極回饋社會，創辦礦工兒子教育基金會教化受刑人、獎助育幼院學童。[6]

街頭藝人 Seven（張瓊玉）因罹患罕見疾病馬凡氏症（Marfan Syndrome），在學經常遭受霸凌，且頻繁出入醫院治療，Seven 說在下一場手術來臨前，都會努力以有限的生命，將苦難中淬鍊出的智慧與勇氣分享給更多人，把罕見疾病帶來的苦痛轉化為無懼，展現自己的美麗生命歷程，她更轉念說：「我不是瑕疵品，我是上帝手中的限量版、訂製版。」麗茲·維拉斯奎茲（Lizzie Velasquez）患有全身脂肪失養症的罕見疾病，並附帶有早衰與視力不良症狀，長期遭受網路霸凌，其「你如何定義你自己？」演講中展現出驚人的正面力量，被喻為世界上最醜亦即最美的女人；出生於墨爾本的力克·胡哲（Nick Vujicic），則是一出生就沒有四肢，然而他不設限人生，懂得感恩，致使人生更美好，一樣激勵人心；西恩·史帝文森（Sean Stephenson）是先天成骨不全症患者，俗稱玻璃娃娃，然而他幫助人們拒絕「可是」的人生，解構自我殘害。上述幾位人士，皆透過自己身心的苦難，轉化為生命成長的動力，以自己的生命故事鼓勵世界各地的人們。

一個人對創傷的反應，經過重建與復活後，且經由覺察，重新產生及活化自我認同，「創傷脈絡中的自我認同」與「覺察的自我認同」得以串聯，就創造將創傷記憶整合到個人內在生命經驗的故事中，這些記憶也能成為個人歷史的一部分。[7] 如同娜塔莎·坎普許（Natascha Maria Kampusch）在描述自己遭綁架囚禁三千零九十六天的自傳中所言：「創傷是我的印記，但不是我的一切」，說出了創傷經驗對於個人整體生命的有限性，但透過覺察，接納創傷經驗，卻能開啟一段自我的內在英雄旅程，這也是一個認識自己、開展自我的過程。[8]

DIY 人性美心禮物

在所有的靈性傳統裡，苦難被視為通往覺醒的門扉，而創傷讓人經歷痛苦，是我們覺醒之處，也是通往覺醒的道路。[9]艾克哈特．托勒（Eckhart Tolle）說：「受苦會驅使人往內心深處走。」[10]在理奧納德．科恩（Leonard Cohen）〈讚美詩（Anthem）〉的歌詞：「萬物皆有縫隙，方能讓光透進（There is a crack in everything. That's how the light gets in.）」。在疾病、創傷中痛苦掙扎時，就是光透過來的裂縫，人們因為這些不完美、弱點、缺陷，在治療創傷、疾病時，創傷得以轉化，疾病得以療癒，開啟內在潛能，萌發顯露慈愛、勇氣、堅毅、謙卑等美善，就像牡蠣因砂質，與困難共生，成就了美麗的珍珠。[11]

心理學家山姆．金恩（Sam Keen）說：「我們小時候多少都受過傷害。

只要時機成熟，我們就可以把心靈上的傷口轉化成一種福份。」[12]發現電磁感應，被稱為「電機工程學之父」的法拉第，是一位頂尖的科學家，但出身卑微，因而遭受許多欺凌。法拉第令世人印象最深刻的，是其面對苦難的態度。法拉第在寫給好友的信及日記中說道：「人生有苦難，有重擔，人性有邪惡，有欺凌，但是到後來這些都對我有益處，苦難竟是化了妝的祝福。人生在一連串不完美中，最後總是完美。」或是「多少的苦難令人害怕，但是在謙卑與忍耐中承受，苦難卻成為最深的祝福。」[13]

安德列．威爾（Andrew Weil）醫師認為，把疾病當成一項禮物，是通往痊癒的道路。[14]對我而言，創傷也是。創傷、疾病這些禮物對一般人而言，難以將它們想像成美好的禮物，與其說它們是禮物，倒不如說，這是一份「需要DIY」的禮物，須由獲得禮物的人共同製作。山姆．金恩說的「時機成熟」，法拉第說的「人生在一連串不完美中，最後總是完美」，都代表這份DIY的禮物，還有一項關鍵要素存在，也就是維多莉亞．史薇特醫師提到的「光陰釀的藥酒」，[15]時間是最好的良藥。

收到禮物的人透過努力，與疾病、創傷好好共處，在光陰藥酒中參悟、渡脫、蛻變自己，如艾克哈特．托勒說：「受苦有個崇高的目標，就是意識的進化，提升與小我的灰飛煙滅。」[16]透過療癒過程，我們消融了創傷，或讓疾病走向痊癒，會發現內在被遺忘、隱藏的特質，不管是忍耐、謙卑、堅毅、智慧或慈善等，這些特質都讓我們覺得更加整體、完整。這個努力過程引領我們進入天賦靈性，與生命更加連結。[17]因此病友說，肌無力是化了妝的祝福，讓我們能看見不一樣的自己。而我自己剛發病時，寫了鼓勵自己的話：「期待蛻變中，感謝肌無力，感謝自己！」最後這項上天贈予的創傷、疾病禮物，會在包紮傷口的地方，呈現最美麗的蝴蝶結，成為一項有人性美的心禮物，回送給共同製作人。

疾病提供我們重新安置生命的機會

病友常在臉書分享心情，覺得肌無力症是「修行病」，修行病意味需要長時間面對，改變自己的性格、生活型態及行為等等。葉醫師問診時提到肌無力症不是友善的疾病，要人以敬畏的心來面對。

肌無力症有時說來就來，說走就走，有時很難意識它的存在，但如果沒有好好面對自己的個性及生活習慣，反撲的力量可是很強大。肌無力症的治療，部分病友在手術後會有一段蜜月期，感覺自己恢復狀況良好，進而忽視肌無力症的存在，導致復發的症狀可能遠比初次發病更嚴重。病友們透過各種長短期治療方式，慢慢穩定免疫系統，長期服藥可能以年計算，可能是三年、八年、十幾年不等。也許原來屬急驚風的個性，在長期的治療中也跟著緩慢了習性，朝著慢郎中的道路前進，這些過程像是修正了自己的性情與行為，也是肌無力症被稱為修行病的原因。

在這個過程中，反而見識到肌無力症相較於過勞猝死等急性死亡，較友善及可愛的面向，急症沒有給予病患省思及修正的機會，然而肌無力症透過癱瘓病友的生理機能，提醒病友意識到身體的存在，進而修正調整自己身心。通過疾病的考驗，及各種辛苦治療的淬鍊，終究成為一個與過去不同的人。

高中時期對人生有了困惑，對人生意義或是生命本身為何感到不解。這些「終極關懷」（Ultimate Concern）沒有答案。沒有答案，因而困擾我相當長一段時間，持續不懈地尋找答案，竟花了長達十年的時間。這十年中，不斷尋找，或說是建立、理解自己的信仰，閱讀經論、參加修持團體，並找尋適合自己的追求終極關懷方式，就這樣跟隨老師與同修，一同修持了十年。進入社會工作後，投入在世間名利事業的追求，綑綁起自己的身心。在這次罹患重症的機緣下，好像經歷人生第二個中年危機，青少年追尋的信仰，被社會價值觀沖刷地只剩下疲累的身體，過去追求工作效率與社會成就，導入在人一生的自我價值中，能占有多大比例呢？這些疑問再再叩問自己的心，趁休養時間，翻閱無數身心靈相關書籍、佛教經典課程及禪修，這次危機是上天給予的機會，該是好好整理自己價值觀與信仰的時候，也許需要再一個十年去面對自己人生與價值觀的追求。如同安德烈．莫瑞茲醫師所言：「疾病提供我們重新安置生命的機會。」[18]

放鬆光明導引

我的緩解之路，從發病後到住院期間，回到過去修行團體覺性地球協會，當時所學習的肝臟放鬆光明導引作為練習。這是由國際禪學大師洪啟嵩老師在深山閉關時，所創發的〈放鬆禪法〉為核心所發展的養生禪觀。洪老師以《金剛經》的過去心、現在心、未來心三心不可得的心要，及地、水、火、風、空、識六大修練方法，總攝成完成沒有宗教名詞，適合社會普羅大眾簡易使用的光明導引。〈放鬆禪法〉曾於台灣九二一大地震、中國汶川大地震等亞洲重大天災，幫助成千上萬的災民和救災員心靈療癒，特別對睡眠障礙有顯著的功效，也獲得哈佛醫學院的科學家進行專案研究。

我以放鬆禪法中的「放下」、「放鬆」及「放空」三口訣，[19]含攝在行住坐臥、甚至睡夢的放鬆指導原則。[20]以隨時都能練習的放鬆禪法為例，先觀想從頭到腳的骨骼放鬆，想像像海綿、楊柳一樣放鬆，接著是肌肉、內臟一層一層的放鬆，再觀想全身骨骼、肌肉，臟腑及細胞如同雪花，受晴空無雲的太陽照射，全身雪花融化為清淨透明的水，隨著太陽能量的照射，全身清淨透明的水蒸發為空氣，空氣再轉化為光明，觀想的念頭也慢慢止息。[21]

東杜法王仁波切在《心靈神醫》中，提到運用地、水、火、風、光來治療身體的不和諧，並認為西藏佛教光的觀想是治療情緒障礙及身體疾病最普遍的方法，水也常在禪修中受到觀想，用來喚醒內在的治療和淨化。[22]也可參考從五十樓高摔落的心理學家鍾灼輝自癒實錄，以生命元素催眠導入法，運用體內的五大地、水、風、火、空元素放鬆調和，把身體從固態、液態，再氣化昇華，最後化成能量的光束，達到深度的潛意識治療狀態。[23]在洪啟嵩老師所著《沒有敵者：強化身心免疫力的修練法》中，將放鬆禪法精髓納入心、氣、脈、身、境五大系統，整合自身身心及外境，朝向心如、氣鬆、脈柔、身空、境幻，前四項轉化自身的我執，最後期望達到外境如幻，身心及外境都在地、水、火、風、空五大元素的基礎上，達到身心及外境的和諧，與自己和世界和解。[24]

自體免疫疾病可能從過敏惡化而來，這樣的病徵顯示患者潛意識中高度自我防衛、自我孤離與自我封閉的傾向，唯有患者接納自己逃避或輕視的事情，並將其納入意識之中，非以防衛策略為手段，而是與敵人和解。[25]透過觀想身體與外境皆由五大元素所組成，實為能拆散的整體，具有散壞的空性，對身體、外境空性體證越深，越能達到身體與外境的和解，進而達到沒有敵者的境界。

手術後回中部休養，清晨會隨父母早起，到河堤上散步運動，和煦太陽緩緩上升，朝著明亮太陽做伸展運動，最後再把太陽的能量吸收入身體，整個身體都暖洋洋、舒舒服服的。這個早起曬太陽，吸收陽光精華的活動，讓人懷抱滿滿的正能量，進而在觀想光的時候，有很好的真實體驗。禪修「光的觀想」具有療癒的性質，因在光中毫無一物，光是超越所有對立的合一，太初有光，光是包羅萬有的合一。[26]

寧靜革命

禪修教導眾人善用身體，做為淨化本能的途徑。[27]喬．卡巴金認為禪修是一條深刻的道路，可以開發自己、精鍊一己的觀念、見地與覺知，並把禪修稱為「心的紀律」。[28]透過每日早起及睡前靜坐，我修練覺醒的定力，肌無力症病人若個性急躁，能透過禪修改變，我花了更多時間關注內心，才發現其實自己並沒有想像中的性格溫和。當觀照起心動念時，了解到自己急躁的性格，當面對外在環境不順己意時，常會起不耐煩的心境，自己還沒覺知到心的更深層面向。經過十幾年，再度參與覺性地球協會的禪修活動，見到多位多年前一起共修的朋友，既熟悉又陌生。禪修時間禁語，禁內外語及心語，除了與人交流的外語，也禁止自我內心的想法與念頭。參加前在家早晚培養靜坐習慣，但如果累了就下坐，算是隨性的靜坐修行，心也經常跟隨妄念而走，無法完全捻除念頭。禪堂規範依著上座前調身、靜坐、慢步經行、快步經行，在禪堂共修不同於自己早晚的靜坐功課，一起共修有一定的約束力，也更能砥礪自己用上工夫。

一炷香燃盡約一小時，一小時裡運用數息法的功夫，當鼻子吸進氣到吐出氣，默數一，一直數到十，再從一開始循環，此為最基本的功夫，[29]這些年伴隨著我面對自己的念頭起伏，這個過程彷若在自己的閣樓裡，有一扇陽光由外照進的窗，靜坐的過程，像在陽光下看著揚起的塵埃，逐一緩緩的飄落到地面，灰塵就像是自己的妄念，數息法像是明亮的陽光，讓灰塵在陽光裡被看得清清楚楚，明明白白地被照見，靜坐的過程像是一場寧靜的藝術行動，而我的同修們進行這個藝術活動已經持續二十年至三十年，甚至更久的時間，這對於他們像是終其一生的寧靜革命，面對與革命的是自己。

慢步經行與快步經行，指導禪師龔玲慧老師會在學員經行中帶領禪修指引，順著禪師指引觀想，心念所行處隨禪師話語導引而升起疑情。疑情就是行者潛意識的展現，對己身存在產生一種後設性的懷疑體悟，當疑情升起團團繚繞，六根（眼、耳、鼻、舌、身、意）抓取外境的習性不再運作，學員心念專注於疑情，因禪師運用契機、聲響或是引導，讓心念停頓或失落，或讓學員面見己身的我執或無明，這些言語心念道斷處，便是己身的空性，即心的自在與法的所在。除了體悟己身的空性，禪師引導廣觀與斂觀，修習空間的空性；對於時間的空性則讓學人觀想、穿梭己身生命之河的不同時期，如成年、成佛等，破除學人對時間及空間的執著。

對於空性的體證，開發的是學人的智慧；慈心觀的修習，長養的是學人的悲心，因著對己身、他人、時間及空間四者空性的體悟及智慧觀照，升起的是廣袤的慈悲心。這些靜坐經行，實證修行的方式都是學人企圖破除我的執著與煩惱（無明）的壟罩，體證空性，獲得己身更大的自由，並且能夠遠離痛苦與創傷，也透過空性見地的智慧，修習慈悲心，在自我與他人之間平等的空性裡，與自己、他人做更深的連結。過去參加內觀十日禪，在最後一天禪修，都會修習慈心觀，請求曾被我們所傷害者的寬恕，以及寬恕曾傷害我們的人。[30]大衛·賽門（David Simon）認為，原諒他人曾做過的傷害，以及請求曾被你傷害者原諒，兩者都是自我療癒的必要行為。[31]

當下完整

在《疾病的希望：身心整合的療癒力量》一書，開宗明義告訴讀者：「疾病是人的本質」，疾病就像死亡一樣，是深植在人性中的特質。疾病有其意圖與目的，整體而言就是為了得到療癒，也就是使人成為完整或合一。[32]而這樣的論述來自於，人類的意識把合一分割為對立的兩極，產生時間、空間兩個座標線，決定世界的對立性，能參透我、世界的幻象，是達到合一的先決條件。[33]人類落於時間、空間之內，依循對立性法則運行，如：我你、善惡、生死、意識與潛意識，[34]那麼人們追求的健康，其對立面、陰影面，即為疾病。疾病雖是人們避之惟恐不及的陰影面，但其透過症狀，彰顯潛意識層面的訊息，身體的病徵其實是在反映內心的訴求。人們解讀症狀的同時，不僅增進對自身疾病的瞭解而產生轉化，進一步達到療癒。面對疾病，如果運用抗拒、壓抑，將無法獲得療癒，只會讓意識與潛意識產生更大的背離，使疾病更容易發生。[35]轉念體證衝突對立是人的本質，認識自己且承擔對立，以開放的態度面對疾病，接納自身的陰影面，以空性、慈悲尋求融合，超越對立的視野，達到合一完整的身心療癒。[36]

這個邁向合一的療癒過程，從愛因斯坦的話更能深刻體會：「每一個人都是圓滿整體的一部分，這個圓滿整體被稱之為『宇宙』，其中每一個人都受限於時間與空間。人的想法與感覺都分別孤立於其他人，這多少是來自於意識層面的錯覺。這樣的錯覺如牢籠般，讓人把自己禁錮於個人慾望之中，也讓關懷僅侷限於最靠近我們的一小群人。若能擴大關懷範圍，擁抱所有生靈與大自然，欣賞它們的美，藉此從自我牢籠中解脫。即使無法百分之百做到這些，但朝這個方向努力，就是一種解脫的歷程。」[37]

疾病是不完整轉向完整的轉捩點。[38]療癒的意義，就是「變得完整」，或者說「成為整體」。[39]禪宗三祖僧璨在《信心銘》：「大道無難，唯嫌揀擇。但莫憎愛，洞然明白。毫釐有差，天地懸隔。」《維摩詰經》證說直心是道場，沒有分別心，淡去強烈的憎恨與愛慾，就能體會大道至簡的素樸力量。在禪修靜觀與當下同在的練習，超越創痛、孤立、支離破碎，超越經歷的情緒、苦難，我不等同情緒，也不等同苦難，進而發現自身本來具有的圓滿完整與相互連結。圓滿完整意味著整合，一個完善的整體，且在接納事物如其所是的歷程中，對自己、對世界、對時間，甚至是對生命本身的各種觀點都經歷了深刻的轉變，療癒，也就展開了。[40]

世界越快，心則慢

失速的當代

當代生活的快速與失速是如何演變而來？緩慢又在現今社會如何為性情中人一點一滴挖掘？快與慢在人們身心又呈現怎麼樣的矛盾辯證過程？工業革命之後，高效率及高產能成為社會的圭臬，藝術界的未來派亦歌頌速率、速度。菲利波．托馬索．馬里內蒂（Filippo Tommaso Marinetti）在「未來主義宣言」中宣告，世界的光彩是通過新的美感來豐富，其讚揚速度的美感，像汽車呼嘯而過，帶有蟒蛇探索的氣息。（摘錄維基百科「未來主義宣言」。）班傑明．富蘭克林提出「時間就是金錢，效率就是生命」，更是闡明資本主義精神。自此，追求財富名利的趨向種在人們的心裡，勤奮地追逐時間，建立無止盡累積財富、名利的價值觀。[41]當今社會追求速度的文化，像是一台失控的運輸工具，快速奔騰，卻不知道自己的目的地，或是奔馳向一個沒有終點的目的地。大城市裡每個人都匆忙趕路，卻不知為何要趕，或者說為了趕而趕。

人被速度奴役，當代人像得了速度病一樣，[42]幾百年後，高速度的文化出現越來越多問題，高速帶來高壓，龐大的壓力帶來身心的焦慮與潰散，在這個失速與從不滿足的社會文化中，有些人卻反倒慢下來思考。奧地利克拉根福（Klagenfurt）成立了時間減速協會，日本有樹懶俱樂部（Sloth Club），美國芝加哥則有今日永存基金會（Long Now Foundation）等等。這也讓我想起金城武為中華電信拍的廣告：「世界越快，心則慢」，廣告中雨聲與天晴交錯，帶出引人沉思的金句：「速度是謎，讓人迷醉。純粹的速度，帶著身體，往前衝刺。嚮往，卻開始回頭。」

正確速度Tempo Giusto

奧地利減速協會的信念是：每個生物、事件、過程或物品都有其與生俱來的時間或步調，有Tempo Giusto（正確速度），音樂家克林姆也提到生命的秘密始終在於追求正確速度。[43]自從時鐘發明之後，隨著「時間就是金錢」的主張，人們隨時隨地與時間競賽。但對時間的感覺、彈性平衡，不該是來自外在客觀化、時鐘量化的刻度，而與自己內心的欲求（或匱乏）與平靜相關，無欲則剛、知足常樂、事緩則圓。豐饒盈滿的內心，將呈現穩當圓滿的步伐節奏。[44]日本的自律神經研究權威小林弘幸醫師，推動「慢慢來」的身心調校法，以「不急不徐」、「不慌不忙」的動作，「慢調斯理的說話」平衡交感神經及副交感神經。[45]還有著名記者卡爾．歐諾黑出版了《慢活》一書，翻譯成十八種語言，成為全球熱賣的暢銷書，他從工作、娛樂、醫療、教養、飲食、運動等，各個層面提出緩慢生活的要義，讓慢活的理念風靡全世界。

捷克諺語：「悠閒的人是在凝視上帝的窗口」[46]。也許悠閒的人，遠離了失速的社會，也遠離人從不滿足的文化價值觀，像是凝視自己靈性的窗口，有了這道窗，開啟了人生的終極關懷，也將擁有另一種更整全（holism）的全人價值觀。在發病休養快一年後，與Enya相約運動，在體育場散步時，她突然跟我說：「你慢下來了，你之前的『躁』不見了！」聽她這麼說我感到欣慰，內在的決定，竟改變我外在的行為，進而彰顯出來。我說：「急與躁，本身就是無明的顯現，我一直在練習覺知潛意識，覺知生理性、免疫系統的變化，這些變化可能來自內在，尚未意識到的領域。」這段對話也讓我想到佛陀與殺人魔央掘摩羅的故事，在央掘摩羅追殺佛陀時，要佛陀停下來，但佛陀對他說：「央掘摩羅，我很久以前就已停下來了，是你自己沒有停下。」慢下來、停下來，代表著對自身的無明、潛意識、貪嗔癡無止盡的覺察與覺知。因為肌無力症，我又在覺知的道路上邁開了一小步！

空緩美學

米蘭．昆德拉也在《緩慢》一書談到：「介於緩慢與記憶，速度與遺忘之間，有一個秘密關聯。緩慢的程度與記憶的濃淡成正比，速度的高低則與遺忘的快慢成正比。」[47]人生中的美好片刻，都在緩慢移動的舊時光裡，光線迷茫，猶如霧及細小塵埃，像是舊電影院裡放映的十六釐米片花。或是與親人相處陪伴，沒有喧鬧的聲響，任由時光靜靜流淌，歲月靜好。

生命的緩慢美學接連為藝術家所發掘，從舞蹈、音樂等不同領域。音樂家費納在倫敦泰晤士河畔的老舊燈塔，進行一個名為「長奏」的千年計劃，音樂以西藏頌缽演奏的一段二十二分鐘錄音為主，每兩分鐘再由電腦以不同音高播出六節錄音，整整演奏一千年，費納希望做一件事來提醒世人，時間是長而緩慢的過程，無法匆匆渡過。[48]

林麗珍是無垢劇場的藝術總監，被譽為當代最具代表性的八位編舞家之一，無垢劇場創立二十年，「十年磨一劍」以安魂史詩《醮》、歌詠自然生命循環的《花神祭》、神話寓言的《觀》舞作享譽國際，這三大代表作所呈現的舞蹈語言越趨緩慢，慢到舞者彷彿停駐在舞台空間，但舞者的身體依舊隨時間流逝，沒有跌宕卻綿延無止盡。林麗珍認為舞蹈是一心一意的修行，唯有心靜、身定，才能體會鬆、沉、緩、勁的力道，心無旁騖專注當下，才能謙卑柔軟打開內心感知萬物。[49]無垢劇場的美學中，「緩」與「空」的深沉特質，與現實「急」與「躁」慣性抗衡，讓空緩美學內蘊本質呈現專注與流轉的生命實相。[50]生病後，我也報名參加無垢劇場的肢體開發課程，練習用鬆、緩、沉的方式接近自己的身體，以身體脊椎為核心，緩慢的呼吸吐納中，認識身體的張力與伸展，在身體緩慢的挪移中，感受心的思緒微妙變化，身與心的距離在空緩的舞蹈肢體語言裡顯得細緻而曼妙。

選擇權？自主權！

二〇一六年罹患兩項重大疾病，給了我反思的機會，這是一次真正讓人慢下來思考的體驗歷程，過去匆匆流逝的人生歲月如同幻影。有病友跟我一樣，確診時感到像夢。這場夢在我的人生很是特別，當下自己彷彿後設觀看到自己生活的時空並非那麼堅實、那麼無可置疑。觀看整個工業化、都市化的現代社會，其既定的價值觀如何驅動人的意念與追求。失速的追求物質享受與便利，用物質消費填滿生理與心理的需求。活在這樣的時代氛圍裡，過去跟隨消費社會的價值觀運作，如今因這場疾病，我得以停下來看清自己所在的位置。慢下來、緩下來，退出一段距離看見自己的處境。

再來談整個糧食系統與食品加工產業，隨商業品牌大量生產及消費者快速拋棄的運作模式下，消費者好似有成千上萬的選擇權，在各家加工食品廠牌裡挑選，或可說是加工食品選擇了我們，人們放棄美味自主權。[51]如同拉吉．帕特爾（Raj Patel）在《糧食戰爭》一書所言，購買者在糧食系統消費末端自以為掌握選擇權，在還沒思考食物與菜餚之前，就已被窄化、定型了。[52]消費生活於商業模式下，坪數大的賣場成列琳琅滿目的產品，人們自以為有無窮選擇，但當我脫離大眾的消費模式，選擇額外更接近自然、更友善環境的飲食、容器與生活用品，偌大賣場與超市各式品牌加工食品、拋棄式日用品已不再是我賴以為生的選擇。

現今常去採購的店家是主婦聯盟生活消費合作社。主婦聯盟在台灣的二十年來，一間小小的站所，從生活環保到合作經濟，從檢測硝酸鹽的蔬果、友善養殖的肉品，到遠離塑化及雙酚A材質的各式生活用品，其一應俱全，囊括所有家用品。自從我開始思考食物來源，懂得自主選擇食用天然食材，也用行動表達自己的立場，理解商業運作模式，我才一步步拿回飲食與日用品的自主權利。

除了外在的飲食與生活用品，面對自己情緒、思維及心理變化，我們不也深受影響，漂浮、沉溺於情緒、思維及感受之中，渾然不覺。從身外的飲食再到心理情緒，身處在當代的人們，真的擁有完整自主權嗎？又或是加工食品、情緒、思維及感受選擇了我們？以正念的修練，慢下來看見己身情緒，感受倏忽變化，培養寂靜的力量與智慧，一步步拿回自主權，像是不再選擇加工食品，而是選擇真正對己、對環境都好的食物，不再選擇被隨時變化消逝的情緒、思維及感受所綁架慢慢有了更寬廣的生命呈現。人類何嘗不是宇宙裡的一粟，受著無常的法則變動著，從內到外回歸自主權的過程裡，也讓自己和外在世界的關係更深刻、友善。

疾美學

一場無法下戲的行為藝術

人生是一場無法下戲的行為藝術，也許在死亡到來，才能有中場休息，進而停下這場藝術行動。人生行動藝術裡，疾病與傷痛以一種「醜」的審美型態出現，來自於潛意識、非理性、異化的自我表現，呈現病容、殘缺、畸形、裂變、陰暗。在人面對自我的疾病與傷痛，從晦暗的低谷，迎著陽光走上療癒的道路，整合「醜」演變的兩種走向：一個是醜的極致「荒誕」審美型態，以及美與醜對峙的「崇高」審美型態。在荒誕審美型態裡，人們面見人本身存在的荒謬，對於存在走向存在主義，確認由人賦予自身存在的意義，但對我而言，存在只是存在，意義本身乃意識所咀嚼的話語，屬於意識對立語彙所構成的認知結構。

在療癒過程中，疾病發作以醜陋、病態的面向展現，疾病帶來的創傷，也以痛苦、掙扎的醜型態出現，人企圖療癒、康復的過程，追求美、善的和諧狀態。面見己身存在，從醜的極致「荒誕」審美型態，轉向美與醜對峙的「崇高」審美型態，且讓存在只是存在，向內觀照自身存有，可能是身體、感受、想法、生命意志、意識，像流水般生住異滅倏忽變化的過程，在朝向崇高審美型態過渡的過程，以非功利、利害不評判的觀點，是重要的起點與轉向，翻轉以美學的角度來面見疾病，完成自身的美學。審美態度的建立，如布洛（E. Bullough）的「心理距離說」，在心理上產生內省的距離，這個距離提供患者退出功利與利害視角，讓人從疾病創傷所導致的痛苦哀憐狀態跳離出來，能更完整的觀看，沉靜於光陰藥酒，與疾病苦痛浸淫的緩慢痊癒過程。在面對疾病、創傷摧殘的同時，人向著美善，和諧、康復在時光中緩慢前進，進而改變自身的性格、生活型態，培養涵容慈善、耐性、謙卑、堅定、寧靜、智慧中開展自己，如同人在美與醜拉扯消長的痛感中，逐步邁向美善和諧的快感經驗，開拓自我格局，朝向完成自我實現的高峰經驗，進而達到物我兩忘的合一境界。

悲喜劇的人生

人生也像是一場悲喜劇，經歷疾病、傷痛的療癒過程中，由疾病與苦難開始的一場悲劇，在支離破碎、片面、扭曲自我中，領受悲從中來，無止盡的淚水。但人性擁有的彈性，能不斷編織述說自己的故事、突破自身的局限，從痛苦深淵中，奮力開展韌性、自我修復的能力。鮑赫斯．西呂尼克（Boris Cyrulnik）的《心理韌性的力量：從創傷中自我超越》，形容從創傷中自我超越的心理韌性含有彈性與編織的元素，是一種矛盾整合法。[53] 通過這樣的考驗，進而擁有笑看人生的心理素質，將彼此看似矛盾性質，整合編織成悲喜交集的人生悲喜劇，在淚水與笑聲交織中，成就矛盾整合格局的人生境界。

人生悲喜劇的辯證，是把人生視作一種審美現象。約翰．杜威（John Dewey）的完整經驗認為，疾病與創傷經驗對人僅只是日常經驗時，承受的是片面、掙扎、疏離、孤立、恐懼、低落、擔心等的負面情緒感受，若轉以非功利、非利害，不評斷、不操控、不矯揉做作的審美態度，如薩奇．聖多瑞里《自我療癒正念書》中形容為痛苦熬煮的艱難過程，疾病、創傷都是自己不想面見的，唯有依憑心力及智慧的靜觀，在溫柔、開放、不評判的方法中，對自我的要求遠超乎我們的想像，既無情又慈悲，然而轉化才得以產生。[54] 進一步將疾病、創傷經驗提煉為完整經驗，如薩奇．聖多瑞里所說「支離破碎卻依然完整無缺」，[55] 在審美的完整經驗中體驗到自由和諧、自我整全、天人合一的圓滿狀態。這也是布萊福德．齊尼博士所說：「當心智的意識與無意識層能夠形成自我校正的反饋機制時，治療的美學基礎及隨之建立。」[56] 這樣創造性的轉化，使人人都可以成為藝術家，日常經驗蛻變成完整經驗，具有審美的性質，轉化為審美完整經驗，如德國哲學家鮑姆加通所言：「美學的目的是感性認識本身的完善，而這完善也就是美。」也證明美學本身就是基本且重要的療癒媒介。[57]如果說行為藝術家謝德慶一年期、十三年期的行動藝術是一件件的生命作品，[58]那麼富創造性的人們在這場無法下戲的人生行動藝術中，在疾病與創傷經驗蛻變轉化為完整經驗的審美過程，漫漫的人生歲月，最終成就了一件如珍珠般圓潤璀璨的生命作品。

後記

寫完書稿後，至今已快一年，閱讀實踐一些健康養生的書籍及理論變成我的興趣與嗜好，最近讀的是一本有關血流豐沛的書——堀江昭佳《血流能解決所有煩惱》。也認識了許多MG朋友。MG人才濟濟，當我迷上體適能運動，練習肌力，有獲體適能證照的MG朋友可以請教，推薦我練習TABATA間歇運動，也逐漸加強運動強度，燃燒脂肪排毒，排出脂肪內的環境毒素與藥物殘餘，啟動身體自癒機能。

跟著到療養院、慈幼院義演的救國團音樂老師學習陶笛，怡情養性，未來希望也可以用音樂撫慰人心；持續在小陽台種種花草及蔬果，假日郊山步道踏青，親近身心內外的自然。還有和研究丹道的大哥做晚間斷食與假日輕斷食，日本的南雲吉則醫師、石原結實也推廣少食、空腹更健康。在減少外食下，也喜歡上減法料理，保留食材原味與營養，用烹飪療癒身心，食用食物本身的甘甜滋味，對身心都是最好的滋養。

當然，還有我一生的功課，跟著老師學習空性與慈悲，學習體悟喜歡、不喜歡的所有，都具有明空不二的法界體性，進而建立中道正見。

最後，願邁向生老病死的一切，都有因緣趣入空性與慈悲。

緩緩　寫在出版之前

參考書目

自序：

1、娜妲莉·高柏（Natalie Goldberg），《療癒寫作：啟動靈性的書寫秘密》，心靈工坊，二〇一四年，頁二六。

2、薩奇·聖多瑞里（Saki Santorelli），《自我療癒正念書：如詩般優美又真實深刻的內在自療旅程》，野人文化，二〇一四年，頁四五。

第一章：

1、徐麗英，《大病大癒：生命擺盪的一三六天》，原水文化，二〇一四年，頁三八至三九。

2、伊麗莎白·庫伯勒—羅斯（Elisabeth Kubler-Ross）《天使走過人間：生與死的回憶錄》，天下遠見，一九九八年，頁一九九至二〇一。

3、唐娜・傑克森・中澤（Donna Jackson Nakazawa），《自體免疫戰爭：一二六個難解疾病之謎與革命性預防》，晨星出版，二〇一六年，頁四四至四五。安德列・威爾（Andrew Weil），《自癒力：痊癒之鑰在自己》，遠流出版社，二〇〇五年，頁二九三。法蘭西斯科・瓦瑞拉（Francisco Varela, Ph. D.），〈身體的自我〉，《情緒療癒》，立緒文化，二〇一〇年，頁六四、七七。桑德拉・巴雷特（Sondra Barrett），《細胞的靈性療癒》，人本自然文化，二〇一四年，頁六四。

4、指數數據可參考邱浩彰、葉建宏醫師編著，《認識肌無力》，健康文化，二〇〇二年，頁三六至四〇。

5、唐娜・傑克森・中澤，《自體免疫戰爭：一二六個難解疾病之謎與革命性預防》，頁五五。

6、邱浩彰，〈如何運用正向思考於病友會的活動：臺灣肌無力症病友會的經驗〉，《肌無力症俱樂部會訊》，第四十三期，二〇一五年，頁九。

7、新光吳火獅紀念醫院，《肌無力症手冊》，新光醫療財團法人新光吳火獅紀念醫院，二〇〇九年，頁五。邱浩彰、葉建宏，《認識肌無力》，頁三〇。

8、第二意見的詳細解說可參考：林虹汝，《癌症學校教我的事：一個七年級女生，二次抗癌成功課程》，原水文化，二〇〇九年，頁九二至九三。

9、邱浩彰、葉建宏，《認識肌無力》，頁四三。

10、邱浩彰、葉建宏，《認識肌無力》，頁八三至八八。新光吳火獅紀念醫院，《肌無力症手冊》，新光醫療財團法人新光吳火獅紀念醫院，頁二〇。葉建宏，〈免疫球蛋白：調節免疫機能之仙水？〉，《肌無力症俱樂部會訊》，第三十六期，二〇〇五年，頁一至三。

11、邱浩彰、葉建宏，《認識肌無力》，頁一二三。

12、安德烈·莫瑞茲（Andreas Moritz），《一切都是最好的安排》，原水文化，二〇一三年，頁一四二。

第二章：

1、島田裕巳，《讓人生的終點歸零》，商周出版社，二〇一六年。

2、洪啟嵩，《送行者之歌：極樂世界光明導引》，全佛出版社，二〇〇九年，頁五六。

3、喬思·慧麗·赫克（Joyce Whiteley Hawkes），《從心靈到細胞的療癒》，橡樹林文化，二〇一三年，頁一三二至一三三、一七五。

4、桑德拉·巴雷特（Sondra Barrett），《細胞的靈性療癒：生物化學博士教你的細胞轉化修鍊！》，人本自然文化，二〇一四年，頁一一二。

5、台灣肌無力症關懷協會提供藥用卡網址：https://docs.google.com/file/d/0B2Y8gbaBGDCFNmdLYkxNMmFWSmc/edit

6、徐麗英，《大病大癒：生命擺盪的一三六天》，頁一五七。

7、新光吳火獅紀念醫院，《無盡關懷：肌無力症中心及俱樂部十五週年紀念專刊》，新光醫療財團法人新光吳火獅紀念醫院，二〇〇七年，頁六三。

8、依據莎拉・巴倫汀博士的緩解定義：「疾病或疼痛嚴重程度或劇烈程度降低；暫時的恢復」。莎拉・巴倫汀（Sarah Ballantyne），《恐怖的自體免疫疾病療癒聖經：你根本就不知道你也得了這種病》，柿子文化，二〇一七年，頁三三七。

9、邱浩彰、葉建宏，《認識肌無力》，頁六二至六三。

10、賴宇凡，《身體平衡，就有好情緒》，大雁出版基地，二〇一三年，頁一四五至一四八。

11、本身也是肌無力症患者的神經科謝向堯醫師，談到國中發病、第一次服藥的深刻體驗，請見謝醫師的部落格文章：http://timshea.pixnet.net/blog/post/3066071

12、邱浩彰、葉建宏，《認識肌無力》，頁四九。

13、新光吳火獅紀念醫院，《肌無力症手冊》，頁十二。

14、新光吳火獅紀念醫院，《肌無力症手冊》，頁十三。

15、新光吳火獅紀念醫院，《無盡關懷：肌無力症中心及俱樂部十五週年紀念專刊》，頁六四。台灣肌無力關懷協會醫療資訊，〈類固醇的副作用及其因〉：http://www.fmg.org.tw/resources.php

16、邱浩彰、葉建宏，《認識肌無力》，頁六七至六九。

17、新光吳火獅紀念醫院，《肌無力症手冊》，頁十四。

18、新光吳火獅紀念醫院，《無盡關懷：肌無力症中心及俱樂部十五週年紀念專刊》，頁六三至六四。

19、邱浩彰、方得時、許嘉雄，《堅持三：有力朋友的加持》，允晨文化，二〇一一年，頁二三四。

20、新光吳火獅紀念醫院，《肌無力症中心及俱樂部二十週年紀念專刊》，新光醫療財團法人新光吳火獅紀念醫院，二〇一二年，頁四五。

21、安本徹、岡本裕，《不吃藥免疫力療法》，大樹林出版社，二〇一二年，頁一九六至二〇四。

22、原網頁資訊可參考：http://www.ehealthme.com/ds/mestinon/memory%20loss/

23、安本徹、岡本裕，《不吃藥免疫力療法》，頁二一〇至二一三。

24、邱浩彰、方得時、許嘉雄，《堅持三：有力朋友的加持》，頁二四六。

25、丹尼爾・高曼（Daniel Goleman），《情緒療癒》，立緒文化，二〇一〇年，頁一三八、一六六。

26、維多莉亞．史薇特（Victoria Sweet），《慢療：我在深池醫院與一六八六位病患的生命對話》，漫遊者文化，二〇一四年，頁一三三至一三四、一四九、三六一。史薇特醫師在 TED 演講《慢療》影片：https://www.youtube.com/watch?v=JccAM74f3WU 也可參考茱迪斯．歐洛芙（Judith Orloff），《臣服的力量：放下執著，相信每一刻都是最好的安排》，天下雜誌出版社，二〇一五年，頁二五三至二五四。

第三章：

1、新光吳火獅紀念醫院，《肌無力症手冊》，頁一至三。

2、世上第一位拍攝出雪花晶體的威森．本特利（Wilson Bentley），終其一生拍攝超過五千片雪花，亦沒有重覆的紀錄。「世上沒有兩片雪花是完全相同的」，其觀察與結論，甚至影響並引發科學界的關注與研究。（引自維基百科）

3、陳威宏，〈肌無力症與眼皮下垂〉，《有力雜誌》第七期，台灣肌無力症關懷協會，二〇一四年，頁三七。

4、邱浩彰、葉建宏，《認識肌無力》，頁三九至四〇。

5、新光吳火獅紀念醫院，《無盡關懷：肌無力症中心及俱樂部十五週年紀念專刊》，頁九至十。

6、新光吳火獅紀念醫院，《肌無力症手冊》，頁二十一。新光吳火獅紀念醫院，《無盡關懷：肌無力症中心及俱樂部十五週年紀念專刊》，頁六三。另，秀傳醫院胸腔外科主任李佳穎醫師在二〇一七年五月二十六日自由時報生活版撰文〈全身軟趴趴，肌無力合併胸腺瘤〉，提供醫學數據為百分之五十肌無力病患有胸腺增生現象，百分之十至二十病患合併有胸腺腫瘤：http://news.ltn.com.tw/news/life/paper/1105586

7、可參考《新英格蘭醫學雜誌》（The New England Journal of Medicine）影片：「胸腺切除術能改善臨床結果嗎？」，https://m.facebookcom/story.php?story_fbid=10154062675833462&id=92777318461

8、陳威宏，〈肌無力症與眼皮下垂〉，《有力雜誌》，第七期，頁三七。

9、陳威宏，〈肌無力症與眼皮下垂〉，《有力雜誌》，第七期，頁三八至三九。

10、賴春生教授演講內容，可至「新光醫院肌無力症中心＋俱樂部臉書」，內有提供二〇一六年九月十日於新光醫院〈肌無力症引起眼瞼下垂之手術治療〉講義，https://goo.gl/e2g9Db

11、邱浩彰、葉建宏，《認識肌無力》，頁九八至一〇〇。

12、新光吳火獅紀念醫院，《肌無力症中心及俱樂部二十週年紀念專刊》，頁四一。

13、新光吳火獅紀念醫院，《無盡關懷：肌無力症中心及俱樂部十五週年紀念專刊》，頁六六至六七。

14、可參見新光醫院網頁：http://www.snq.org.tw/chinese/01_news/focus-detail.php?nid=549

15、萊斯・斐米博士（Les Fehmi,PhD）、吉姆・羅賓斯（Jim Robbins），《你用對專注力了嗎？》，橡樹林出版社，二〇〇九年。

16、夏綠蒂・葛森（Charlotte Gerson）、貝塔・比莎（Beata Bishop），《正統葛森自癒全攻略：成功擊敗癌症及慢性病》，意念文創，二〇一六年，頁二七八至二七九。

17、邱浩彰、方得時、許嘉雄，《堅持三：有力朋友的加持》，頁六二。

18、邱浩彰、方得時、許嘉雄，《堅持三：有力朋友的加持》，頁一一〇。

19、布芮尼・布朗（Brenè Brown），《脆弱的力量》，馬可孛羅文化，二〇一三年，頁五〇至五三。

20、布芮尼・布朗，《脆弱的力量》，頁一五七至一五八、一六四至一六五。

21、葛瑞格・麥基昂（Greg McKeown），《少，但是更好》，天下文化，二〇一五年，頁三六至三九。

22、卡爾・歐諾黑（Carl Honore），《慢活》，大塊文化，二〇〇五年，頁八四。

23、克莉絲汀・露易絲・霍本（Christine Louise Hohlbaum），《慢的力量》，晨星出版，二〇一〇年，頁一七八至一七九。

24、安德烈・莫瑞茲，《一切都是最好的安排》，頁一九七。

25、新光吳火獅紀念醫院，《肌無力症中心及俱樂部二十週年紀念專刊》，頁一〇〇。

26、新光吳火獅紀念醫院，《無盡關懷：肌無力症中心及俱樂部十五週年紀念專刊》，頁六一。另一個癌症罹病原因的相關例子是，來自美國約翰霍普金斯大學醫學院巴特．沃格斯坦（Bert Vogelstein）教授的研究報告，百分之六十五的癌症來自細胞分裂的隨機病變，也就是「運氣不好」（bad luck）。剩下百分之三十五的機率才需要考慮生活習慣、飲食習慣、情緒壓力、環境毒素等因素。王佑驊，《不開心，當然會生病：情緒排毒治百病》，商周出版社，二〇一四年，頁六〇至六一。

27、安德列．威爾，《自癒力：痊癒之鑰在自己》，頁一〇一、一一六、一八九。

28、法蘭西斯科．瓦瑞拉博士（Francisco Varela, Ph、D.），〈身體的自我〉，《情緒療癒》，立緒文化，二〇一〇年，頁五九至六七、七二至七三。

29、Vivian的生日禮物，與肌無力共處三十年的歷程影片：https://www.youtube.com/watch?v=GtdmhHggKwU

30、就學時期發病，可申請教育部學產基金急難救助金。王圓晴，〈福利資訊公告〉，肌無力症俱樂部會訊，二〇〇四年，頁十一至十四。

31、唐娜．傑克森．中澤，《自體免疫戰爭：一二六個難解疾病之謎與革命性預防》，頁五五。

32、渡部壽賀子在〈跟肌無力症幸福的生活在一起〉文章中，「心的照顧」一節，最後一點提到：「請絕對不要自己一個人默默的承擔。」渡部壽賀子，〈跟肌無力症幸福的生活在一起〉，《肌無力症俱樂部會訊》，第四十三期，二〇一六年，頁八。

33、阿傑特，《從病危到跑馬拉松：一位腫瘤外科醫師變成癌症病人的抗癌歷程》，原水文化，二〇一三年，頁一五二至一五五。阿傑特醫師這本書是一本笑中帶淚，在醫療、己身惰性都極力求生存的佳作，且涉及重症疾病身體、心理各個面向，值得推薦。

34、新光吳火獅紀念醫院，《肌無力症中心及俱樂部二十週年紀念專刊》，頁十五。

35、新光吳火獅紀念醫院，《肌無力症中心及俱樂部二十週年紀念專刊》，頁六一。

36、病友會分享會的正面效果，可見夏綠蒂．葛森（Charlotte Gerson）、貝塔．比莎（Beata Bishop），《正統葛森自癒全攻略：成功擊敗癌症及慢性病》，意念文創，二〇一六年，頁二七八。

37、邱浩彰，〈參加 MGFA 美國肌無力症病友會心得〉，《有力雜誌》，第七期，二〇一四年，頁四五。

38、邱浩彰、方得時、許嘉雄，《堅持三：有力朋友的加持》，頁十五至十九、三六。

39、安德列．威爾，《自癒力：痊癒之鑰在自己》，頁二二六、二八七。大衛．費德曼（David B、Feldman）、李．丹尼爾．克拉維茨（Lee Daniel Kravetz），《韌性：絕境逆襲者的心智戰書》，大雁文化，二〇一六年，頁一一九。

40、邱浩彰、方得時、許嘉雄，《堅持三：有力朋友的加持》，頁十二至十四。

第四章：

1、唐娜．傑克森．中澤，《自體免疫戰爭：一二六個難解疾病之謎與革命性預防》，頁五〇。

2、艾米．邁爾斯，《自體免疫自救解方：反轉發炎，改善腸躁、排除毒素的革命性療法》，博思智庫，二〇一七年，頁三四。

3、唐娜．傑克森．中澤，《自體免疫戰爭：一二六個難解疾病之謎與革命性預防》，頁二八四至二八九。

4、郝明義，《那一百零八天》，網路與書出版社，二〇〇六年，頁一八五至一八八。

5、唐娜．傑克森．中澤，《自體免疫戰爭：一二六個難解疾病之謎與革命性預防》，頁八二。

6、T．柯林．坎貝爾（T．Colin Campbell）．湯瑪斯．M．坎貝爾二世（Thomas M．Campbell II），《救命飲食》，柿子文化，二〇一三年，頁二五〇。

7、唐娜·傑克森·中澤，《自體免疫戰爭：一二六個難解疾病之謎與革命性預防》，頁六二。

8、米歇爾·拉勒蒙（Michel Lallement），《防病第一步，吃出抗發炎體質》，方舟文化，二〇一五年，頁一六二至一六三。唐娜·傑克森·中澤，《自體免疫戰爭：一二六個難解疾病之謎與革命性預防》，頁二三九。安德列·威爾，《自癒力：痊癒之鑰在自己》，頁二九三至二九四。艾米·邁爾斯，《自體免疫自救解方：反轉發炎，改善腸躁、排除毒素的革命性療法》，頁十九至二〇。

9、郝明義，《那一百零八天》，頁一九五。

10、羅伯·魯斯提（Robert H、Lustig），《雜食者的詛咒：肥胖，正在蔓延——現代食品工業生態如何毀了你的身材和健康》，大牌出版，二〇一六年，頁一八二至一八四。

11、亨利·畢勒（Henry Bieler），《食物是最好的醫藥》，遠流出版社，二〇〇六年，頁十五。

12、林曉淩，《抗炎體質這樣吃！台大醫師教你喚醒身體的自癒力》，如何出版社，二〇一六年，頁四九。米歇爾·拉勒蒙，《防病第一步，吃出抗發炎體質》，頁三五至三七。大衛·博瑪特（David Perlmutter）、克莉絲汀·羅伯格（Kristin Loberg），《無麩質飲食，讓你不生病！》，天下文化，二〇一五年，頁八五至八七。

13、藤田紘一郎，《心的免疫學：有不生病的腸道，才有不生病的大腦，遠離憂鬱、躁鬱、恐慌……關鍵在健康的腸道！》，大雁出版，二〇一三年，頁六〇至六三。

14、唐娜·傑克森·中澤，《自體免疫戰爭：一二六個難解疾病之謎與革命性預防》，頁二四三至二四四、二五一。

15、林曉淩，《抗炎體質這樣吃！台大醫師教你喚醒身體的自癒力》，頁五四、七六至八九。

16、艾米·邁爾斯，《自體免疫自救解方：反轉發炎，改善腸躁、排除毒素的革命性療法》，頁十九。威廉·戴維斯（William Davis），《小麥完全真相》，天下雜誌，二〇一四年，頁一〇四至一〇七。莎拉·巴倫汀（Sarah Ballantyne），《恐怖的自體免疫疾病療癒聖經》，柿子文化，二〇一七年，頁八三至八八。

17、唐娜·傑克森·中澤，《自體免疫戰爭：一二六個難解疾病之謎與革命性預防》，頁二四六至二六八。米歇爾·拉勒蒙，《防病第一步，吃出抗發炎體質》小別冊，頁一。林曉淩，《抗炎體質這樣吃！台大醫師教你喚醒身體的自癒力》，頁五八至六七、七六至八九。馬克·海曼（Mark Hyman），《血糖解方十日斷糖排毒法》，如果出版社，二〇一六年，頁七二至七四。

18、米歇爾·拉勒蒙，《防病第一步，吃出抗發炎體質》，頁九三、一五二至一五三。

19、吳家誠，《毒物專家絕不買的黑心商品》，采實文化，二〇一一年，頁四五至四九。漢斯烏里希·格林（Hans-Ulrich Grimm），《把化學吃下肚》，麥田出版，二〇一五年，頁十九至二二。也可參考日本食品添加物之神安部司在其書中的實驗，《安部司的餐桌真相大揭密》，健康產業流通新聞報，二〇〇九年。

20、梅拉尼·華納（Melanie Warner），《最佳賞味期的代價》，遠流出版社，二〇一四年，頁二三一至二三二。

21、梅拉尼·華納，《最佳賞味期的代價》，頁二一四至二一九。

22、主婦聯盟環境保護基金會、台灣主婦聯盟生活消費合作社，《真食育：主婦聯盟媽媽們的十四堂食物教養課》，天下生活，二〇一五年，頁九三。

23、周琦淳、莊培梃、黃大維、李亞潔、張家瑋、黃姵嘉、洪瑀彤、魏中帆、王紀新，《圖解食品安全全書》，易博士出版社，二〇一三年，頁三六至八七。

24、張瑀庭，《吃對很重要！教你辨識日常食物的四十二種方法》，遠流出版社，二〇一四年，頁二五至二六、三六至三九、五〇至五二、五五至五九。

25、張瑀庭，《吃對很重要！教你辨識日常食物的四十二種方法》，頁十八至二一。

26、安部司，《安部司的餐桌真相大揭密》，頁八〇至九六。蔡佳珊、諶淑婷，《餐桌上的真食》，經典雜誌出版社，二〇一六年，頁二五。

27、安部司，《恐怖的食品添加物》，世潮出版，二〇一四年，頁一〇〇至一〇二。

28、鄺易行，《生化博士教你看懂食品標示：揪出潛藏地雷成分、化學添加物、反式脂肪的實戰筆記》，和平國際出版社，二〇一四年，頁一三六。

29、林曉凌，《抗炎體質這樣吃！台大醫師教你喚醒身體的自癒力》，頁七二。

30、艾米．邁爾斯醫師認為麩質無所不在，除了小麥、穀類、豆類，幾乎所有的加工食品，牙膏、洗髮精、潤髮精、乳液、保濕液、個人用品都有麩質的存在。詳情可參考艾米．邁爾斯，《自體免疫自救解方：反轉發炎，改善腸躁、排除毒素的革命性療法》，頁九六。

31、艾拉．伍德沃德（Ella Woodward），《艾拉的奇蹟廚房：告別過敏、慢性病，增強免疫力的無麩質蔬食料理》，高寶出版社，二〇一五年。

32、梁采葳，〈肌無力症的保健工作〉，《有力雜誌》，第七卷，二〇一四年，頁四一。

33、郝明義，《那一百零八天》，頁一九六至一九七。

34、鄭如玲，《一百種健康食物排行榜》，新北：人類智庫數位科技股份有限公司，二〇一二年，頁一〇二至一〇三。

35、椰子汁相關討論，可見肌無力關懷協會網頁：http://www.fmg.org.tw/corner.php?id=7

36、藤田紘一郎，《心的免疫學》，頁九二至九六。

37、克莉絲汀．露易絲．霍本，《慢的力量》，頁七三。

38、卡爾．歐諾黑，《慢活》，頁八七。

39、喬許．雅克斯（Josh Axe），《土療讓你更健康》，三采文化，二〇一七年，頁七〇、八二。

40、史蒂芬．拉維（Stephen Levine），《擁抱憂傷》，立緒出版社，一九九八年，頁一六三至一九八。

41、唐娜．傑克森．中澤，《自體免疫戰爭：一二六個難解疾病之謎與革命性預防》，頁六六至一〇〇。

42、馬克．希曼（Mark Hyman）、馬克．利波尼斯（Mark Liponis），《不吃藥的生活》，大樹林出版社，二〇〇八年，頁一九〇。

43、羅伯．魯斯提，《雜食者的詛咒：肥胖，正在蔓延——現代食品工業生態如何毀了你的身材和健康》，頁二〇五至二〇六。在唐娜．傑克森．中澤的《自體免疫戰爭》中提到：檢驗不從事化學物質工作及不住在工廠附近的受試者，血液及尿液檢測出五十三項具有抑制免疫系統作用的化學物質。唐娜．傑克森．中澤，《自體免疫戰爭：一二六個難解疾病之謎與革命性預防》，頁六九。

44、周琦淳、莊培梃、黃大維、李亞潔、張家瑋、黃姵嘉、洪瑀彤、魏中帆、王紀新，《圖解食品安全全書》，頁八八至一〇七。陳俊旭，《怎麼吃，也毒不了我！》，東佑出版社，二〇〇九年，頁四二至四五。蘇珊・弗蘭克（Susan Freinkel），《塑膠：有毒的愛情故事》，野人出版，二〇一一年，頁一三〇至一三三。

45、陳俊旭，《怎麼吃，也毒不了我！》，頁四三。

46、林碧霞，《抓毒博士的四十五個警告！千萬請小心有害健康的無天良日用品》，蘋果屋出版社，二〇一一年，頁一五三。吳家誠，《毒物專家絕不買的黑心商品》，頁六六。陳修玲，《無毒保健康》，新自然主義，二〇〇九年，頁八九。

47、陳修玲，《無毒保健康２：減法生活ＤＩＹ：毒物專家教你終結黑心商品》，新自然主義，二〇一五年，頁八五。林碧霞，《恐怖的家庭有毒物質》，蘋果屋，二〇一〇年，頁六二。

48、吳家誠，《毒物專家絕不買的黑心商品》，頁六八、八二。

49、吳家誠，《毒物專家絕不買的黑心商品》，頁九九。林碧霞，《抓毒博士的四十五個警告！千萬請小心有害健康的無天良日用品》，頁五四。

50、林碧霞，《抓毒博士的四十五個警告！千萬請小心有害健康的無天良日用品》，頁三七、三九、四一。

51、「國人每天平均接觸五百種以上化學物質，主要來自清潔劑」，引自林碧霞，《恐怖的家庭有毒物質》，頁一〇五。

52、林碧霞，《恐怖的家庭有毒物質》，頁一〇一。

53、陳俊旭，《怎麼吃，也毒不了我！》，頁一八九。艾米．邁爾斯，《自體免疫自救解方：反轉發炎，改善腸躁、排除毒素的革命性療法》，頁一四三。

54、陳俊旭，《怎麼吃，也毒不了我！》，頁一八一至一八三、一八九至一九〇。

55、洪平珊「垃圾越少，快樂越多：我的不逞強減塑生活」演講影片：https://www.youtube.com/watch?v=G6JvDDdOnMM

56、柯林．貝文（Colin Beavan），《環保一年不會死》，野人文化，二〇一二年，頁三三、一七四、二二四、二八七。

57、勞倫．辛格（Lauren Singer）「為什麼我選擇過零廢棄的生活」演講影片：https://www.youtube.com/watch?v=pF72px2R3Hg

58、卡爾．歐諾黑，《慢活》，頁七二至八〇。另一方面，國際慢食．台灣分會（Slow Food Taipei-Taiwan）在台聯結生產者、廚師、消費者等，推廣以公平永續為原則，帶來乾淨、公平與永續的食物。余宛如，《明日的餐桌》，果力文化，二〇一六年，頁二五。

59、里山一詞源自日本，定義為：「位於都市及原始自然之間，經歷各式各樣的生活形態，形塑成的環境地貌；村落周邊的次生林，混雜林間的農地、池塘、草原等構成的地區稱之」。劉淑惠，《看見．台灣里山》，五南出版社，二〇一四年，頁十六。

60、第五十屆美國休士頓國際影展紀錄片類白金獎「重返里山（SATOYAMA）」觀看網址：https://www.youtube.com/watch?v=lKEDA-cz9vk

61、主婦聯盟生活消費合作社，《菜藍子革命：從共同購買到合作找幸福》，廣場出版社，二〇一五年，頁四四至四九、二二八至二四三。陳修玲，《無毒保健康》，頁六三至六四。

62、福岡正信推動無為農法，可參見福岡正信，《無Ⅲ實踐篇：自然農法》，新台灣綠活合作社，二〇一三年，頁十二至十五。

63、河名秀郎，《真正的蔬菜不綠》，如果出版社，二〇一一年，頁三三至三六。河名秀郎，《你所知道關於蔬菜的一切都是錯的》，世潮出版社，二〇一二年，頁一一五至一一八。木村秋則，《蘋果教我的事：木村阿公給未來的禮物》，圓神出版社，二〇一〇年，頁一八四。

64、安娜．拉佩（Anna Lappe），《一座發燒小行星的未來飲食法》，行人文化實驗室，二〇一三年，頁二〇三至二〇七。

65、唐嚴漢（亞曼），《生病可以自癒：樸門綠生活的健康自然養生之道》，凱特文化，二〇一一年，頁六至十二。

66、孟磊、江慧儀，《向大自然學設計：樸門Permaculture．啟發綠生活的無限可能》，新自然主義，二〇一一年，頁三八至四一。

67、孟磊、江慧儀，《向大自然學設計：樸門Permaculture．啟發綠生活的無限可能》，頁二二〇至二二一。

68、喬許·雅克斯，《土療讓你更健康》，頁一二三、一五九、一八二至一八三。

69、戴芙妮·米勒（Daphne Miller），《好農業，是最好的醫生》，時報出版，二〇一五年，頁八四至九〇、一四三至一四四、二八六至二八八。

70、丹尼爾·高曼（Daniel Goleman），《情緒療癒》，頁九八。

71、朱迺欣，《打坐與腦：打坐的腦中腳印》，立緒文化，二〇一〇年，頁一三〇。

72、丹尼爾·高曼，《EQ》，時報文化，二〇〇六年，頁四二、五一。

73、理查·戴維森（Richard J、Davidson）、夏倫·貝格利（Sharon Begley），《情緒大腦的秘密檔案：情意神經科學泰斗從探索情緒形態到實踐正念冥想改變生命的旅程》，遠流出版，二〇一三年，頁三〇一、三三五。也可參考美國哈佛醫學院神經學家薩拉·拉扎爾博士（Dr.Sara Lazar）接受國家衛生研究院 NIH 補助的研究實驗報告，其在 TED 演講中表示：靜坐可改變大腦。

74、茱迪斯、歐洛芙（Judith Orloff），《讓情緒自由：結合傳統醫學、直觀、能量及夢境，幫助在負面情緒中受苦的你》，城邦文化，二〇一四年，頁一七九。

75、茱迪斯、歐洛芙，《讓情緒自由：結合傳統醫學、直觀、能量及夢境，幫助在負面情緒中受苦的你》，頁一七七至三九八。

76、王佑驊，《不開心，當然會生病：情緒排毒治百病》，頁一一一至一四三。

77、徐南麗口述，余淑慧撰文，《正向思維：改變生命的力量》，原水出版社，二〇一四年。

78、山姆・伯恩斯（Sam Burns）演講：「我的幸福生活理念」https://www.youtube.com/watch?v=36m1o-tM05g

79、「艾美・穆琳斯和她的十二雙義腿」演講：https://www.ted.com/talks/aimee_mullins_prosthetic_aesthetics?language=zh-tw

80、林稚雯、采葳，〈放下與快樂的抗病良方〉，《有力雜誌》，第七期，二〇一四年，頁八七。

81、唐娜・傑克森・中澤，《自體免疫戰爭：一一六個難解疾病之謎與革命性預防》，頁二七五。

82、鍾灼輝，《做自己最好的醫生：一位心理學家的自癒實錄》，大塊文化，二〇一四年，頁二四〇。

83、保羅・布倫納（Paul Brenner），《在候診室遇見佛陀：一位叛逆醫師的終極療癒之旅》，紅桌文化，二〇一五年，頁二二二。

84、茱迪斯・歐洛芙，《臣服的力量》，頁二三七至二三八。

85、喬・卡巴金（Jon Kabat-Zinn），《正念療癒力》，野人文化，二〇一三年，頁二五三。

86、唐娜・傑克森・中澤，《自體免疫戰爭：一一六個難解疾病之謎與革命性預防》，頁二六九。王佑驊，《不開心，當然會生病：情緒排毒治百病》，頁一六八。楊定一，《真原醫：二十一世紀最完整的預防醫學》，天下雜誌，二〇一二年，頁一七八。安保徹、石原結實、福田稔，《非常識醫學書》，世茂出版，二〇一〇年，頁三三。艾米．邁爾斯，《自體免疫自救解方：反轉發炎，改善腸躁、排除毒素的革命性療法》，頁二〇。

87、王佑驊，《不開心，當然會生病：情緒排毒治百病》，頁七〇至七二。楊定一，《真原醫：二十一世紀最完整的預防醫學》，頁一八〇。

88、藤田紘一郎，《心的免疫學》，頁一九三至一九七。楊定一，《真原醫：二十一世紀最完整的預防醫學》，頁一八〇至一八二。

89、喬、卡巴金，《正念療癒力》，頁三〇一。

90、王佑驊，《不開心，當然會生病：情緒排毒治百病》，頁七三至七五。楊定一，《真原醫：二十一世紀最完整的預防醫學》，頁一八二至一八三。

91、喬．卡巴金（Jon Kabat-Zinn），《當下，繁花盛開》，心靈工坊，二〇〇八年，頁二五八。

92、丹尼斯．穆藍納（Denis Mourlane），《心理韌性訓練》，究竟出版社，二〇一六年，頁一九三至二〇八年。

93、丹尼爾．高曼，《情緒療癒》，頁一二七至一二八。

94、可見「台灣內觀中心」網站：http://www.udaya.dhamma.org/

95、喬・卡巴金，〈正念禪修在醫療與精神病學領域的臨床應用：以正念減壓為例〉，《禪修的療癒力量：達賴喇嘛與西方科學大師的對話》，晨星出版，二〇一二年，頁五六。

96、丹尼爾・高曼，《情緒療癒》，頁一三七。

97、丹尼爾・高曼，《情緒療癒》，頁一三一。

98、丹尼爾・高曼，《情緒療癒》，頁一三六。

99、丹尼爾・高曼，《情緒療癒》，頁一四五、一五二。

100、喬、卡巴金，《正念療癒力》，頁一六五。

101、雪倫・薩爾茲堡（Sharon Salzberg），《辦公室靜心冥想的練習》，橡實文化，二〇一六年，頁二二八。

102、丹尼爾・高曼，《情緒療癒》，頁一四六。

103、托瓦爾特・德特雷福仁（Thorwald Dethlefsen）、呂迪格・達爾可（Rudiger Dahlke），《疾病的希望：身心整合的療愈力量》，心靈工坊，二〇〇六年，頁九六。

104、丹尼爾・高曼，《情緒療癒》，頁一〇四。

105、鍾灼輝，《做自己最好的醫生：一位心理學家的自癒實錄》，頁一八六至一九一。

106、鍾灼輝，《做自己最好的醫生：一位心理學家的自癒實錄》，頁一五二至一五五。

107、鍾灼輝，《做自己最好的醫生：一位心理學家的自癒實錄》，頁一五五至一五九。

108、班迪達大師，《佛陀的勇士們》，MBSC佛陀原始正法中心，二〇〇九年，頁六三至六五。

109、傑克·康菲爾德（Jack Kornfield），《初學者的內觀禪修》，生命潛能文化，二〇一五年，頁九八至一一〇。

110、傑克·康菲爾德，《踏上心靈幽徑》，張老師文化，二〇一三年，頁一四三至一四八。

111、傑克·康菲爾德，《智慧的心：佛教的心理健康學》，張老師文化，二〇一〇年，頁一二〇至一二五。

第五章：

1、蘇珊·桑塔格（Susan Sontag），《疾病的隱喻》，麥田出版社，二〇一二年，頁十一。

2、Vivian協助病友架設的「肌無力病友聯合賣場」：www.mgmall.com.tw

3、新光吳火獅紀念醫院，《肌無力症中心及俱樂部二十五週年紀念專刊》，新光醫療財團法人新光吳火獅紀念醫院，二〇一七年，頁七六至八六。

4、周鼎文，《愛與和解：華人家庭的系統排列故事》，心靈工坊，二〇一一年，頁二四。

5、歐漢龍．比爾（O'Hanlon Bill），《情緒，是一張藏寶圖》，四方書城，二〇〇六年，頁七二至七三、八五。

6、蔡合城，《蔡合城癌末癌細胞不見了！》，原水出版社，二〇一二年。

7、麥克．懷特（Michael White），《敘事治療的實踐：與麥克持續對話》，張老師文化，二〇一二年，頁一六六至一六七。

8、蔡美娟，《生命書寫：一段自我療癒之旅》，心靈工坊，二〇一二年，頁一一五、一五〇。

9、彼得．列汶（Peter A、Levine），《創傷療癒》，生命潛能文化，二〇一一年，頁九。羅布．普瑞斯（Rob Preece），《榮格與密宗的二十九個覺：佛法和心理學在個體化歷程中的交叉點》，人本自然出版社，二〇〇八年，頁三四三。

10、周志建，《故事的療癒力量》，心靈工坊，二〇一二年，頁一八〇。

11、羅布．普瑞斯，《榮格與密宗的二十九個覺：佛法和心理學在個體化歷程中的交叉點》，頁三三九、三四四。

12、歐漢·龍比爾，《情緒，是一張藏寶圖》，頁八四。
13、張文亮，《電學之父：法拉第的故事》，文經出版社，一九九九年，頁一二二至一二三，一二九。
14、安德列·威爾，《自癒力：痊癒之鑰在自己》，頁二八八。
15、維多莉亞·史薇特，《慢療：我在深池醫院與一六八六位病患的生命對話》，頁一〇四至一〇五。
16、周志建，《故事的療癒力量》，頁一八二。
17、彼得·列汶，《創傷療癒》，頁一〇六至一〇七。
18、安德烈·莫瑞茲（Andreas Moritz），《癌症不是病：它是一種身體的求生機制》，原水文化，二〇〇九年，頁七六。
19、邱醫師參加 MGFA 美國肌無力症病友會，神經科醫師及物理治療師所分享的放鬆課程。邱浩彰，〈參加 MGFA 美國肌無力症病友會心得〉，《有力雜誌》第七期，頁四四至四六。
20、洪啟嵩，《睡夢禪法》，阿含文化，二〇〇〇年。
21、洪啟嵩，《放鬆禪法》，阿含文化，二〇〇〇年，頁六二至一〇八。
22、東杜法王仁波切（Tulku Thondup），《心靈神醫：創造健康、幸福和覺悟的簡易禪修練習》，張老師文化，一九九八年，頁一六九至一七二。

23、鍾灼輝，《做自己最好的醫生：一位心理學家的自癒實錄》，頁二〇九至二一六。

24、洪啟嵩，《沒有敵者：強化身心免疫力的修練法》，全佛文化，二〇〇三年，頁六四至一一〇。

25、托瓦爾特·德特雷福仁、呂迪格·達爾可，《疾病的希望：身心整合的療愈力量》，頁一六七。

26、托瓦爾特·德特雷福仁、呂迪格·達爾可，《疾病的希望：身心整合的療愈力量》，頁九二。

27、彼得·列汶，《解鎖：創傷療癒地圖》，張老師文化，二〇一三年，頁三六二。

28、喬·卡巴金，《當下，繁花盛開》，心靈工坊，二〇〇八年，頁二五八。

29、洪啟嵩、龔玲惠，《SC超專注力》，商周出版，二〇一三年，頁八五至九六。

書中有許多觀想練習，對提升各種力量很不錯。

30、「慈悲」在楊定一博士的《真原醫》中有更多說明。楊定一，《真原醫：二十一世紀最完整的預防醫學》，頁二七六至二八〇。

31、大衛·賽門（David Simon），《以愛療癒》，原水文化，二〇一〇年，頁一九二。

32、托瓦爾特·德特雷福仁，呂迪格·達爾可，《疾病的希望：身心整合的療愈力量》，頁三八、一二二。安德烈·莫瑞茲，《一切都是最好的安排》，頁三〇五。

33、托瓦爾特·德特雷福仁，呂迪格·達爾可，《疾病的希望：身心整合的療癒力量》，頁六〇、一一五至一一六。

34、安德烈·莫瑞茲，《一切都是最好的安排》，頁一四二。

35、自凝心平，《疾病是才能》，采實文化，二〇一二年，頁六五至六六。鍾灼輝，《做自己最好的醫生：一位心理學家的自癒實錄》，頁二三八至二三九。

36、托瓦爾特·德特雷福仁，呂迪格·達爾可，《疾病的希望：身心整合的療癒力量》，頁九六。喬·卡巴金，《當下，繁花盛開》，頁一〇二至一〇三。

37、喬·卡巴金，《正念療癒力》，頁二〇五。維琪·麥肯基（Vicki Mackenzie），《雪洞：丹津·葩默悟道歷程》，躍昇文化，二〇〇三年，頁一八七至一八八。

38、托瓦爾特·德特雷福仁、呂迪格·達爾可，《疾病的希望：身心整合的療癒力量》，頁一〇二。

39、安德列：威爾，《自癒力：痊癒之鑰在自己》，頁一二七。安德烈·莫瑞茲，《一切都是最好的安排》，頁三〇五。喬·卡巴金，《當下，繁花盛開》，頁二二四。

40、喬·卡巴金，《正念療癒力》，頁二〇〇至二〇二。

41、克莉絲汀·露易絲·霍本，《慢的力量》，頁三〇至三四、一七九。

42、辻信一，《慢，理想的生活提案》，果力文化，二〇〇四年，頁一一二。

43、卡爾·歐諾黑，《慢活》，頁四七至五三、二六三至二六四。
44、克莉絲汀·露易絲·霍本，《慢的力量》，頁五五至五六。
45、小林弘幸，《慢慢來，人生就會不一樣》，晨星發行，二〇一〇年，頁四三至四六。
46、米蘭·昆德拉（Milan Kundera），《緩慢》，時報出版社，一九九六年，頁三七。
47、米蘭·昆德拉，《緩慢》，頁三七。
48、卡爾·歐諾黑，《慢活》，頁二七四至二七五。
49、「感官台灣」林麗珍專訪，採訪撰文：林侑青，《美麗佳人 Marie Claire》，http://www.marieclaire.com.tw/lifestyle/whats-hot/19700
50、王鏡玲，〈非緩之緩，非空之空—無垢舞蹈劇場的美學身影〉，《真理大學人文學報第十期》，二〇一一年，頁十至十一、十五。
51、漢斯烏里希·格林，《把化學吃下肚》，頁二九。
52、拉吉·帕特爾（Raj Patel），《糧食戰爭》，高寶書版，二〇〇九年，頁三二一至三二三。
53、鮑赫斯·西呂尼克（Boris Cyrulnik），《心理韌性的力量：從創傷中自我超越》，心靈工坊，二〇一六年，頁三〇三。

54、薩奇·聖多瑞里，《自我療癒正念書》，頁六四、一二四。
55、薩奇·聖多瑞里，《自我療癒正念書》，頁一一三。
56、布萊福德·齊尼，《變的美學：一個顛覆傳統的治療視野》，心靈工坊，二〇〇八年，頁二六六。
57、街·薩拉斯（J.Salas），一九九〇年，〈音樂療法的審美體驗〉（Aesthetic Experience in Music Therapy），音樂療法：九之一，頁一至十五。
58、亞德里安·希斯菲爾德、謝德慶，《現在之外：謝德慶生命作品》，典藏藝術家庭，二〇一二年，頁十一至十二、三九、六三。

附錄

1、有力—肌無力同學會（臉書）

https://www.facebook.com/groups/364278963642739/

2、臺灣肌無力症關懷協會

http://www.fmg.org.tw/（官網）

https://zh-tw.facebook.com/mgpowerful/（臉書）

3、新光醫院肌無力症中心＋俱樂部（臉書）

https://www.facebook.com/groups/1504970633163296/?fref=ts

4、佛陀原始正法中心（MBSC）

http://mbscnn.org/newslist.aspx

5、馬哈希寂靜禪園

http://santi4u.blogspot.tw/2017/06/20177.html

6、覺性地球協會

http://www.earth-zen-person.com.tw/

7、台灣內觀中心

http://www.udaya.dhamma.org/

8、華人正念減壓中心

http://www.mindfulness.com.tw/about/page/18

9、系統排列四人幫

http://scgo4.blogspot.tw/

10、無垢劇場身體開發課程

https://www.facebook.com/legendlin.tw/?fref=ts（臉書）

http://www.legend-lin.org.tw/（部落格）

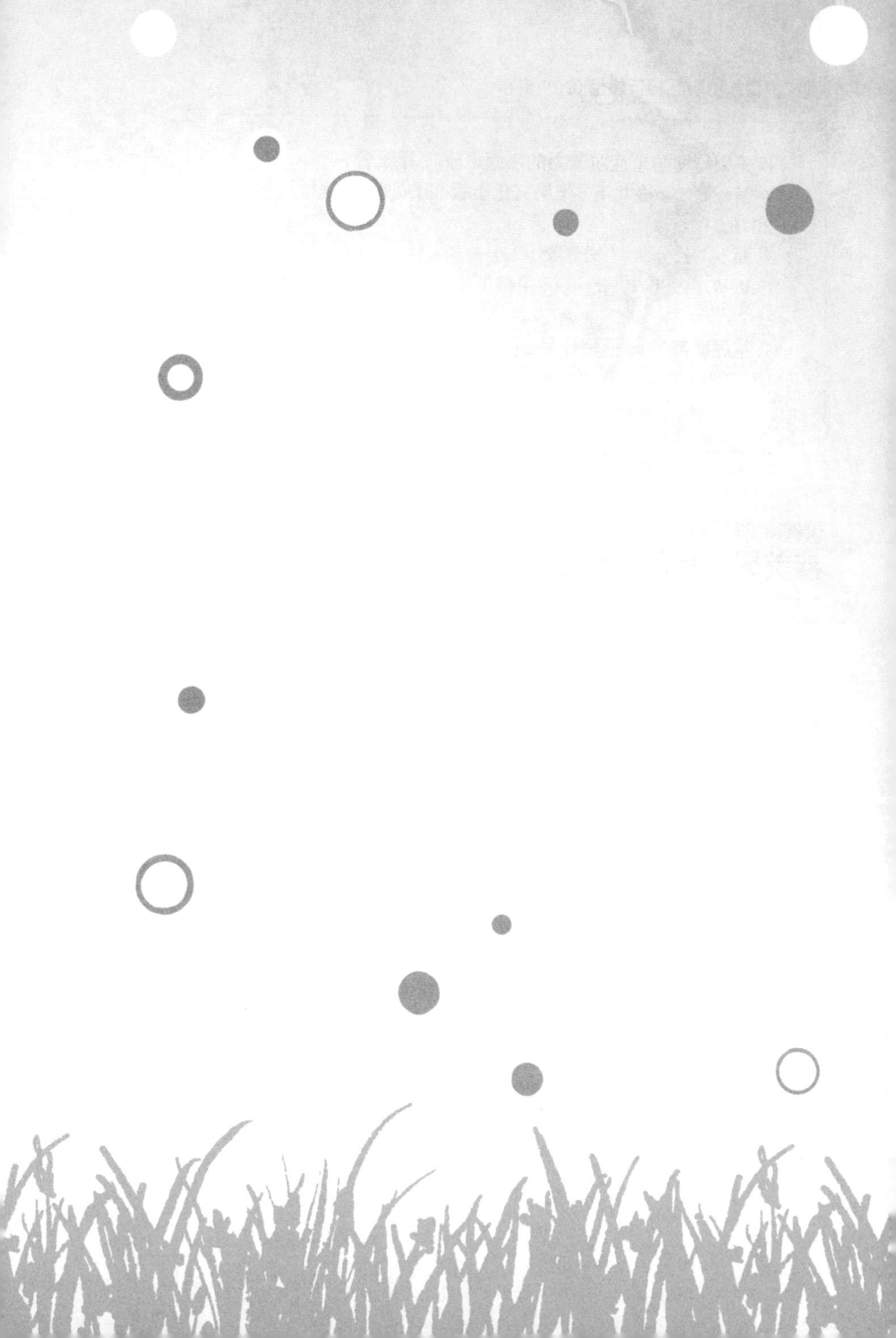

國家圖書館出版品預行編目 (CIP) 資料

疾美學－緩解重症肌無力的療癒之旅 / 緩緩著.
-- 第一版. -- 臺北市：樂果文化出版：紅螞蟻圖書發行，
2018.01
面； 公分. --（樂健康；23）
ISBN 978-986-95906-0-0(平裝)

1. 重症肌無力 2. 通俗作品

415.9413 106023894

樂健康 23

疾美學－緩解重症肌無力的療癒之旅

作　　者／緩緩（Amy）
責任編輯／蔡竹欣
行銷企劃／黃文秀
封面設計／卓佩璇
內頁設計／卓佩璇

出　　版／樂果文化事業有限公司
讀者服務專線／（02）2795-3656
劃撥帳號／50118837 號　樂果文化事業有限公司
印 刷 廠／卡樂彩色製版印刷有限公司
總 經 銷／紅螞蟻圖書有限公司
地　　址／台北市內湖區舊宗路二段 121 巷 19 號（紅螞蟻資訊大樓）
電話：（02）2795-3656
傳真：（02）2795-4100

2018 年 01 月第一版　定價／250 元　ISBN 978-986-95906-0-0